Alimentación
CONSCIENTE

Si este libro le ha interesado y desea que lo mantengamos
informado de nuestras publicaciones, puede escribirnos a
comunicacion@editorialsirio.com,
o bien registrarse en nuestra página web:
www.editorialsirio.com

Diseño de portada: Editorial Sirio, S.A.

© de la edición original
2013 Suzanne Powell

© de la presente edición
EDITORIAL SIRIO, S.A.

EDITORIAL SIRIO, S.A.	NIRVANA LIBROS S.A. DE C.V.	ED. SIRIO ARGENTINA
C/ Rosa de los Vientos, 64	Camino a Minas, 501	C/ Paracas 59
Pol. Ind. El Viso	Bodega nº 8,	1275- Capital Federal
29006-Málaga	Col. Lomas de Becerra	Buenos Aires
España	Del.: Alvaro Obregón	(Argentina)
	México D.F., 01280	

www.editorialsirio.com
sirio@editorialsirio.com

I.S.B.N.: 978-84-7808-948-2
Depósito Legal: MA-1768-2014

Impreso en Imagraf Impresores, S. A.
c/ Nabucco, 14 D - Pol. Alameda
29006 - Málaga

Impreso en España

SUZANNE POWELL

Alimentación
CONSCIENTE

editorial 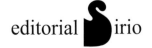irio

Dedico este libro a Marc Ams, autor, amigo y profesional de la salud que hace veintiocho años me abrió los ojos a este nuevo mundo de la alimentación consciente, de forma totalmente altruista. Gracias, Marc, por devolverme la ilusión de vivir con salud. Gracias por tus libros y conferencias inspiradoras. Gracias por cuidarme y por guiar mis pasos con paciencia y cariño hasta que aprendí a caminar sola en este nuevo camino consciente. Te estaré eternamente agradecida.

PRÓLOGO

Este libro es un ameno recorrido sobre cómo debemos alimentarnos de forma consciente, tanto en nuestra vida cotidiana como en el curso de una enfermedad.

Pero no solo hay que contemplar estas dos opciones.

Debemos aprender a alimentarnos dignamente y con criterios saludables. No es tarea fácil, ya que muchos de nosotros somos adictos a algún producto determinado. Empezar una nueva fase pasa por buscar alternativas a nuestras comidas, tal como están estructuradas hasta ahora. Es importantísimo alcalinizar el cuerpo que habitamos, nuestro templo, ya que solo tenemos uno, y con pocos recambios. Cada día, solo el mero hecho de vivir se convierte en una aventura con múltiples agresiones de todo tipo. Algunas las conocemos. De otras, no somos conscientes. De muchas de ellas, hemos oído hablar, pero no las tenemos en cuenta. Percibimos alarmas o señales, pero solemos ser sordos a ellas. La información presentada en este libro puede evitar que caigas en la enfermedad.

Este escrito se pasea amablemente por todas ellas, para que no tengamos la excusa de decir que no sabíamos nada. Después de leerlo, ten la completa seguridad de que nada volverá a ser igual que antes.

Si se acerca una enfermedad, podremos superarla con esta nueva filosofía alimentaria. Con más motivo, si desgraciadamente una patología grave se instaura en nosotros, Suzanne nos aporta las herramientas necesarias para aumentar nuestra inmunidad y escoger aquellos alimentos que necesita nuestro hábitat interno.

Las células tienen memoria, y por lo tanto, cualquier cambio en lo que ingerimos tendrá repercusiones a medio plazo. No debemos desesperarnos por cambiar nuestra forma de comer, porque rápidamente se verán resultados. Aliados con nuestro campo electromagnético, nuestro sistema endocrino y la neuroplasticidad, podremos ganar batallas que a priori parecen perdidas.

Una combinación específica de alimentos puede desintoxicarnos y convertirse en el inicio de una forma distinta de SER. Suzanne Powell nos introduce en el mundo de lo que debemos comer y lo que hay que evitar, pero teniendo en cuenta otros factores que se generan en el cuerpo.

Las emociones y nuestra energía hablan vibratoriamente con nuestro vestido físico. Una alimentación adecuada será el mejor vehículo para escuchar correctamente.

Esta fábrica nuestra generadora de energía debe trabajar lo justo; no debemos sobrecargar los órganos que filtran los residuos. En la proporcionalidad se basa su éxito. Cuando nos hacemos mayores, es necesario reprogramar nuestra producción, ya que nuestro cuerpo ya hace tiempo que agotó el período de garantía.

¿Qué debemos hacer? Ser amigos de una dieta equilibrada y divertida. Con un poco de ingenio, podemos convertir una simple ensalada en un manjar de dioses.

Una pequeña tentación no es «la causa». El problema aparece cuando se convierte en una rutina frecuente y diaria.

La alimentación tiene cosas importantes que decirnos sobre la salud: el futuro ha llegado y habla de ella. Escuchemos con atención, porque ello no solo nos puede salvar la vida, sino que la puede hacer tremendamente feliz.

Podemos ser FELICES cambiando nuestro TEMPLO.

DR. PACO BARNOSELL,
presidente de la Asociación de Médicos y Sanadores

INTRODUCCIÓN

El propósito de este libro es aportar una información sencilla y práctica que puedas utilizar en tu vida diaria. Una dieta que pueda adaptarse a la casa, al trabajo, en restaurantes, de viaje, en la playa o de paseo. Lo importante es adquirir buenos hábitos sanos y placenteros, sin sufrir, sin sentirse «a dieta» y sin llamar la atención socialmente. A veces es fundamental saber qué NO comer para evitar, de forma consciente, una tendencia a enfermar. Mi intención no es ser alarmista, pero tampoco conformista. Lo que ha funcionado para mí, posiblemente salvando mi propia vida, deseo compartirlo desde mi experiencia, con la esperanza de aportar ayuda e inspiración a los hogares de familias donde puede darse esa misma falta de información que causó mis enfermedades.

Gracias a mi aprendizaje en alimentación consciente, soy exasmática, exalérgica, expaciente de cáncer, exestreñida... y extrafeliz.

Alimentación consciente es saber lo que comes, cuándo, cuánto, cómo, con qué actitud, con quién y con qué lo comes... Así de simple.

Felices digestiones, felices evacuaciones, felices asimilaciones. El confort digestivo es el primer paso hacia la felicidad.

CUERPO FÍSICO EN PAZ, MENTE EN PAZ, ESPÍRITU EN PAZ.

Congreso de Alimentación Consciente

Barcelona, 2011

La importancia de una alimentación sana y libre de sustancias tóxicas

(Transcripción de mi conferencia)

A los veinte años de edad me diagnosticaron un cáncer en el cuello del útero; además me desahuciaron. Los médicos me dijeron: «Tienes una posibilidad entre cien de sobrevivir». Yo respondí: «Bueno, ¡pues yo soy esa!, esa única posibilidad». Y el médico me preguntó: «¿Tú eres consciente de lo que te pasa?», y yo quise saber: «¿Cuáles son las consecuencias si sigo el protocolo médico?». Y me contestó: «Te vamos a vaciar».

A los veinte años aún tienes la cabeza en las nubes y no entiendes bien lo que eso significa. El médico me explicó: «No vas a poder tener hijos, no vas a poder tener una vida sexual normal...». Esto último me dolió y me dije: «O me hago monja o me salto el protocolo». Firmé un papel por el que renunciaba al tratamiento y los médicos me miraron con horror. Se lo expliqué a mi familia y también me miraron con horror, así que decidí tomar la maleta y hacer el viaje que había planificado en la universidad: un año sabático en España. ¡Oleeee, me venía a España! Con una sentencia de muerte encima, pero me venía a España. ¡Ni un cáncer me iba a quitar mi ilusión de venirme a tomar el sol y conocer españolitos! Tengo que añadir que soy una pueblerina irlandesa, educada en un colegio de monjas, solo de chicas, y tenía ganas de expandir mis alas, de volar y descubrir el mundo. ¡Así que ni un cáncer me iba a frenar!

Decidí venir y le grité al cielo: «Si hay alguien allí arriba, prometo que si me curo dedicaré mi vida a darles esperanza a otras personas». Alguien allí arriba tomó nota: «Marchando una curación para Suzanne Powell. Ha hecho una promesa con su vida, más vale que la respete».

De la nada, apareció una persona que me guió. Era un chico joven, guapo, que me miraba a los ojos para verme el iris, colocado a medio palmo de mi cara y saboreando un posible beso de una «guiri». Ese chico me orientó hacia una alimentación higienista, que en aquel entonces era una dieta bastante radical. Tenía problemas con la alimentación, sufría asma desde pequeña y problemas recién descubiertos de alergia al sol. ¡Imaginaos venir a España y descubrir que tienes alergia al sol...!

¿Qué hice? Hacerle caso. Me orientaba, cocinaba para mí, me invitaba a comer y a cenar... ¡Un chollo! ¡Un chollo de novio! Seguí sus pasos con la buena noticia de descubrir que en poco tiempo, en cuestión de meses, el asma había desaparecido. Lo mismo ocurrió con la alergia al sol. Y luego, cuando fui a una revisión para el cáncer, también había desaparecido... ¡Oh, oh!, algo estaba haciendo correctamente.

No sé si habréis descubierto también que cuando uno hace una buena limpieza digestiva, no tiene ganas de consumir los mismos alimentos que antes. Y cuando te encuentras en plena limpieza y ves a alguien en un Mc Donald's, dices: «¡Oh, qué horror!, ¿cómo puedes meterte eso en el cuerpo?». O alguien comiéndose un bocadillo de jamón serrano con una cerveza al lado, y no puedes evitar exclamar: «¡Uyyyy!». Casi te hace daño a la vista.

Empecé a tomarle el gustillo y al mismo tiempo me convertí en el conejillo de Indias de aquel terapeuta. A raíz de todo lo que aprendí, de todo lo que descubrí en mi propio cuerpo, recordé la promesa que había hecho.

Sentí el deber y la responsabilidad hacia otras personas que pudiesen tener los mismos problemas. Así que empecé a estudiar sobre ese tema. No fui a ninguna escuela de nutrición, sino que emprendí mi propia investigación. Experimentaba conmigo misma y con cualquier otra persona que se ofreciera voluntaria para dejarse llevar. Y eso le daba gozo a mi alma. Para mí era un campo de trabajo personal, sin cobrarle a nadie y simplemente aprendiendo de los demás.

Cuando descubrí que el asma había remitido, pensé: «¡Ahora puedo correr, puedo ir al gimnasio, puedo disfrutar, hacer deporte!». Me convertí en una especie de Forest Gump. Empecé a correr y correr y correr... Hice la carrera del Corte Inglés y muchas carreras populares. Luego empecé con los triatlones, duatlones, maratones, esquí de fondo, mountain bike... De hecho, seguí corriendo hasta el 2002, ¡hasta que parí y paré! ¡Gracias, Joanna, por pararme!

En aquel momento empezó una nueva etapa de mi vida. Había pasado doce años trabajando de directora técnica para dos empresas extranjeras de medicina ortomolecular, ahora muy conocidas en España. Di conferencias a naturópatas, médicos y tiendas de dietética, y empecé a tener más inquietudes. Al trabajar con empresas extranjeras, me di cuenta de que estaban más adelantadas que las españolas.

Tenía ganas de compartir la información que iba acumulando, y me decidí a ofrecer consultas gratuitas de nutrición. Al observar a los pacientes, me daba cuenta de que faltaba algo más: no podían ser solo «recetas» amistosas de suplementos nutricionales, porque lo que es beneficioso para uno puede ser perjudicial para otro. No hay dos seres humanos iguales, cada uno tiene su metabolismo, su carácter, su actitud. Tenía que profundizar más. Llegué a lo que podría llamarse «medicina holística»: cuerpo, mente y espíritu. A partir de entonces empecé a escuchar al cuerpo y al alma. Descubrí la necesidad del ser humano de ser completo y de ser completamente escuchado.

A raíz de haber sufrido un cáncer, aunque sin pasar por un protocolo médico, como si se tratase de una sincronía, empecé a tener ese tipo de pacientes, con unas necesidades muy diferentes: pacientes de cáncer que estaban atravesando por un protocolo médico con la aplicación por vía intravenosa de tóxicos. Se trataba de personas con miedo; muchos de esos pacientes necesitan otro tipo de atención porque viven con miedo: «Si no sigo el protocolo...», «Si no hago lo que dice el médico...», «Las estadísticas dicen que si hago tal cosa pasaría tal otra...». Tenía que respetar ese protocolo e intentar al mismo tiempo ayudarles a sobrevivir al tratamiento médico y a superar su cáncer. No es fácil, pero lo estamos logrando.

Primero busqué la forma de descodificarlos; así nació el RESET —algunos ya conocéis el vídeo *El reset colectivo*—, que ayuda a que la gente elimine esos patrones, esos miedos, esos bloqueos mentales para aprender a pensar y cocrear de una forma diferente. Me di cuenta de que además de una correcta alimentación, el aspecto mental era tan importante como el físico. Pero si vamos un poquito más lejos…, al aspecto multidimensional —somos seres multidimensionales—, lo espiritual también juega un papel muy importante.

Hace unos veinte años recibí una formación de un médico y maestro oriental; es una técnica que imparto de forma gratuita, llamada «Curso Zen», desde la que se encuentra la raíz del problema. Cuando vienen los pacientes a la consulta gratuita, en cuestión de quince minutos tengo tiempo suficiente para corregir la raíz del problema, que en la mayoría de los casos no se encuentra ni en el plano físico ni en el mental. Y esos pacientes, a veces milagrosamente, tienen una remisión de su enfermedad en cuestión de días.

LA DIETA DISOCIADA

Volvamos atrás y veamos la importancia de llevar una dieta sana y limpia, y libre de tóxicos. ¿Qué es lo que se pretende con una dieta atóxica? He elaborado una dieta simplificada y adaptada a nuestra sociedad, es decir, la dieta mediterránea disociada y según las estaciones. Se puede seguir si uno trabaja, si es madre, si come en restaurantes, etc. Es muy simple y carece de tóxicos. Lo que se pretende es comer, digerir adecuadamente sin causar un sobreesfuerzo físico a fin de hacer la digestión y evacuar correctamente. Si conseguimos una digestión fácil y una evacuación fácil, le proporcionaremos un descanso fisiológico a nuestro aparato digestivo, para que los órganos de eliminación hagan su trabajo y nos desintoxiquen.

Cuando vas a un merendero y comes una paella, con algo de vino, una buena ensalada, y el postre que no falte, ¿qué ocurre después? ¡La siesta del domingo! Tras esa comida, ¿quién hace el amor a la hora de la siesta? No hay energía ni para hacer el amor, hay que dormir.

¿Por qué nuestro cuerpo nos pide descansar? Porque es necesario que se relaje para que pueda hacer la digestión. En cambio, una digestión correcta es más fácil y no nos roba energía de otros órganos.

Por muy sana que sea tu dieta, ¿cuál es el mayor error que cometes en la alimentación?, ¿qué impide que hagas una buena digestión?, ¿cuántos, después de comer un plato de pasta, sentís hinchazón de vientre y unos molestos gases? ¿Por qué ocurre esto? Por las malas combinaciones.

Vamos a hacer una comida sana en un restaurante italiano: un buen plato de ensalada, *crudités*, con un chorro de aceite, sin vinagre ni limón. ¿Por qué? Porque una sola gota de ácido en la boca anula la producción de una enzima que se llama ptialina. La ptialina es necesaria para hacer la completa digestión de los carbohidratos en la boca. Si no se produce esa completa digestión, tiene que pasar por un baño de ácido clorhídrico en el estómago, para luego llegar al duodeno, donde las enzimas pancreáticas —a través de la amilasa—, intentarán finalizar la digestión de los carbohidratos, que necesitan un ambiente alcalino. Como no lo puede completar, vierte el resto de los alimentos incorrectamente digeridos en el intestino delgado y se producen unas endotoxinas destinadas a fermentar el carbohidrato para terminar de digerirlo de una forma no natural.

¿Y qué sucede cuándo se produce una fermentación? ¿Qué se genera? Gas, CO_2. Y ese gas se tiene que eliminar.

¿Cómo nos ahorramos esos gases, ese pedorreo, esa hinchazón? No añadiendo ni vinagre ni nada ácido en la ensalada, si la comes con un plato de pasta.

Si comes ensalada con pasta o una pizza de vez en cuando, de postre está totalmente prohibido cualquier alimento dulce, porque causa fermentación. Todo lo que has ingerido antes si lo mezclas con azúcar, frutas o dulces, te causa una fermentación antinatural de la que vendrán los gases y la hinchazón. No obstante, hay una serie de frutas que, debido a sus enzimas digestivas, son compatibles para comer después de los alimentos. Si comes carbohidratos (arroz, pasta, pan...), después puedes continuar con las siguientes frutas (las «P»s en Cataluña): pera, papaya y poma (*poma* es manzana en catalán).

En una comida proteica de «barbacoa», tomaremos una buena ensalada, que podemos acompañar con unas alcachofas a la brasa, o verduras a la parrilla y un chuletón o pescado, o unas chuletitas de cordero lechal —es solo un ejemplo de una comida altamente proteica y difícil de digerir—. Con esas proteínas no debemos mezclar carbohidratos, porque la proteína necesita un ambiente muy ácido, y los carbohidratos un ambiente alcalino.

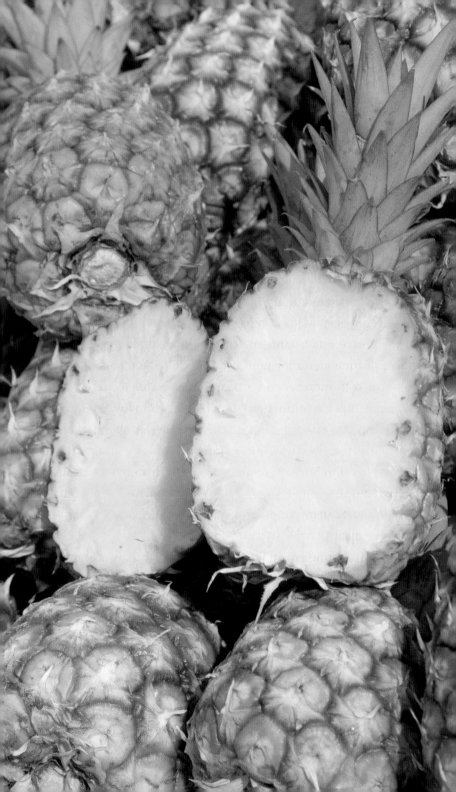

Puedes hacer la prueba y estar un mes combinando correctamente los alimentos. Al finalizar ese plazo, date permiso para hacer mezclas «bomba», y verás el cambio en tu organismo.

El postre perfecto detrás de ese plato proteico es la piña fresca natural, que contiene bromelina, la papaya, que contiene papaína —son dos proteolíticos muy potentes—, la pera o la manzana. Ahí tienes las cuatro frutas «P» que puedes comer detrás de las proteínas.

Aunque los alimentos no sean tan sanos, es más favorable hacer una comida con una buena digestión y una buena evacuación que una dieta ecológica y mal combinada. Un grupo de alimentos mal combinados crearán irremediablemente fermentación y putrefacción intestinal. Tengo pacientes que dicen: «Yo lo como todo superecológico y miro mucho los alimentos». Y pregunto: «¿Qué comiste ayer?», a lo que responde: «Una ensalada, una paella de arroz integral con muchas verduritas salteadas y de postre melón». ¡Oooh, nooo! Melón de postre equivale a gases garantizados. Hay que dormir la siesta.

Explicaré brevemente lo que es la dieta disociada sana. Gracias a ella puedes comer sano, puedes ser sociable, puedes ir con tus amigos a cualquier sitio —porque en los restaurantes ya no se fuma—. ¡Bravo!, ¡lo hemos conseguido!, ¡aleluya!, te puedes adaptar fácilmente. Eso para mí fue uno de los grandes problemas, ya que siempre había sido la rara: «No podemos ir a tal sitio porque Suzanne no puede comer tal cosa, y además fuman». Te aíslas y llamas mucho la atención. Podemos intentar ser normales aunque no lo seamos. Otro beneficio es que puedes conservar tu peso comiendo mucho

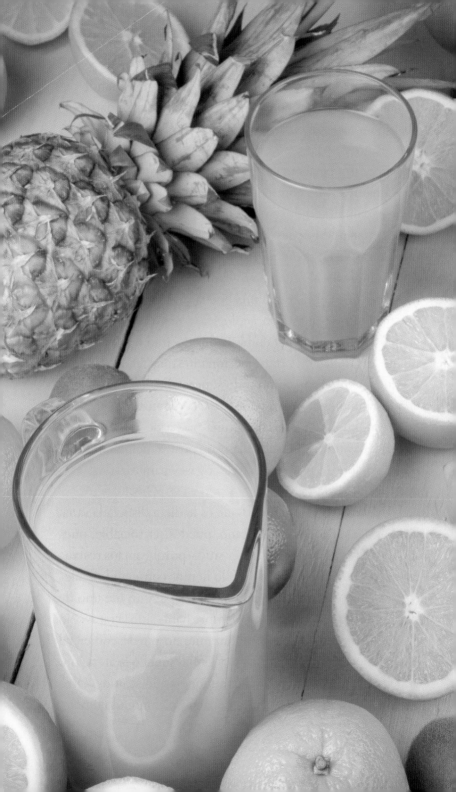

y disfrutando de lo que comes, sin engordar, sin sufrir, sin tener que estar contando las calorías.

Si vas a hacer una dieta, y esa dieta te causa un trauma y lo pasas mal, ¿qué tipo de vida es esa? Tienes que disfrutar y ser consciente de lo que comes, de cuándo y cómo lo comes, y amarlo. Sentirlo.

Estuve hace poco con mi hija en Eurodisney. Fuimos a visitar a un amigo que trabaja allí y tuvimos que adaptarnos a las circunstancias. En París se come fatal. Todas las ensaladas aderezadas, con salsas... Encontrar un trozo de lechuga que no tuviera *vinaigrette* era un poco difícil. En fin, acabábamos comiendo pan con aguacate, tomate y manzanas.

¡Ah, por cierto! Para el pediatra de mi hija, yo era muy mala madre. La alimenté con uvas y leche materna hasta los quince meses. ¡Y era una mala madre! Sin embargo, hasta los dos años y dos meses no tuvo su primera fiebre. ¿Qué madre puede decir eso hoy en día con tanta porquería que se les da a los niños?

EL DESAYUNO

La dieta disociada vale para cualquier crío a partir de un año de edad, porque a esa edad ya tiene la dentadura preparada. Por la mañana debemos despertar el intestino con algo que refresque, ya que vamos a DES-AYUNAR. Lo que no vamos a comer es un bocadillo.

Tomaremos zumo o una pieza de fruta de la temporada. Noviembre es época de naranjas; por tanto, hay que aprovechar al máximo las naranjas, los cítricos, los pomelos. Un vaso de zumo y nos aseamos. Al cabo de media hora, si encaja en nuestro horario, comemos fruta de la estación, de doscientos gramos a un kilo, contando con la corteza de la fruta.

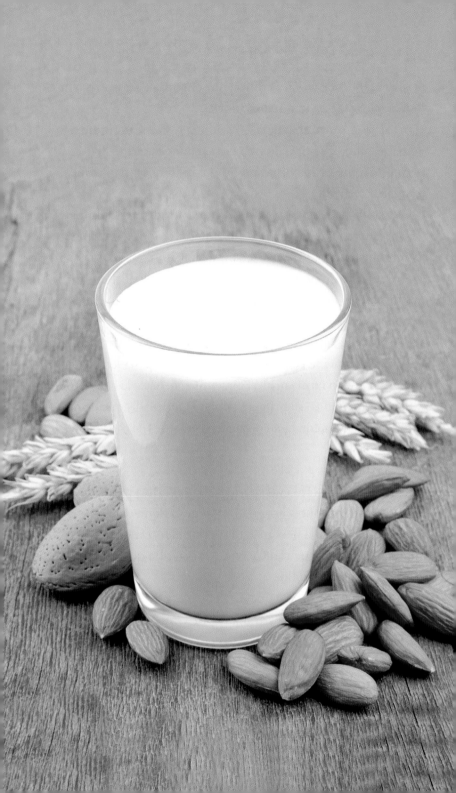

Después un yogur que se adapte a tus necesidades —sea de vaca, de cabra, de oveja o de soja— con algo de cereales integrales, como por ejemplo copos de avena finos —dos cucharadas soperas como máximo; más de dos cucharadas acidifican el organismo—. Cubre los copos con dos dedos de agua caliente. Y un consejo: para no sobrecargar el organismo con tanto azúcar y miel, aunque la miel sea sana, podéis añadirle polvo de stevia natural (el polvo de stevia endulza y todo esto se puede tomar con el yogur o por separado). También se puede añadir fruta desecada, bayas de goji, pasas o dátiles. Así tenemos un desayuno muy energético que nos va a ayudar a aguantar hasta la hora de comer.

Otro tipo de desayuno puede ser leche vegetal, con cereales integrales sin azúcar y acompañado siempre de algo crudo. Comer alimentos crudos con alimentos cocidos es una manera de engañar al organismo, ya que evita lo que se denomina leucocitosis. No solicita una reacción del sistema inmunológico.

Si combinamos alimentos crudos con alimentos cocidos, las enzimas que están presentes dentro de las frutas o de las hortalizas, ayudarán a facilitar la digestión de los alimentos cocidos. Si quieres perder peso, come dos bocados de ensalada y uno de alimento cocido, es decir, el doble de proporción de crudo que de cocido. Cuando ya tienes el peso que quieres, ingiere la misma cantidad de alimento crudo que de cocido. Cuando te acostumbras a acompañar el alimento crudo con el cocido es cuando empiezas a notar el confort digestivo: todo funciona bien, digieres y evacuas sin dificultad y aumenta tu nivel de vitalidad. Te sientes ágil y lúcido, no notas ningún decaimiento durante el día, te vuelves como

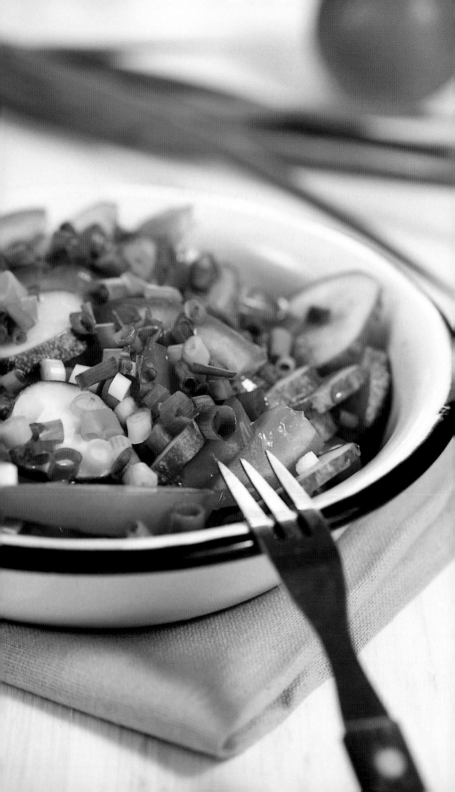

un niño otra vez, rejuveneces. ¡Yo anteayer cumplí setenta y cinco! (¡Es broma!)

LA COMIDA

A la hora de comer, tomaremos una buena ensalada y carbohidratos: patata, arroz, pasta, pasta de quinoa —¡qué buena está!— o legumbres. Pero en la dieta disociada, las legumbres no se mezclan con cereales porque son más bien proteicas. Si mezclamos en la misma comida un cereal como el arroz con una legumbre, las lentejas en este caso, aunque el perfil sea perfecto con respecto a los aminoácidos, el mero hecho de complementarlo con arroz va a hacer la digestión más lenta y no digeriremos bien ni el arroz ni las lentejas. Consecuencia: fermentación, hinchazón y, en el colon, putrefacción intestinal. No aprovechas ese perfil. No tienes más que comprobarlo.

Sí puedes hacer un potaje de lentejas con verduras: apio, col, puerros, zanahoria, chirivía... Puedes cocer las lentejas primero y luego las verduras, o todo mezclado. ¡Queda buenísimo! ¿Quieres un secreto? Añádele al aceite del aceitero unos ajos cortados como una flor. Es un gran antibiótico natural. Así no atrapas ni resfriados ni gripes; además, el ajo acaba con cualquier problema a nivel intestinal y previene la candidiasis. Un ajo macerado es medicinal, y no deja el típico olor. Así que ¡ajo macerado en aceite!

Comeremos plato de ensalada, plato de carbohidratos y de postre: pera, poma (manzana en catalán) o papaya. Ya tenemos una comida perfecta y fácil de digerir.

LA CENA

Por la noche algo crudo, que puede ser ensalada y en verano gazpacho. Como cenaremos solo proteínas, a la ensalada podemos añadirle vinagre o limón. El ácido en este caso facilita la digestión de la proteína.

Si vas a comer carne o pescado, puedes acompañar la ensalada con chucrut (col fermentada), que hará que la digestión de la carne o del pescado sea mucho más rápida.

Te desaconsejo totalmente el cerdo y los embutidos, así como el atún y el pez espada —que contienen mucho mercurio y va directamente al cerebro—. También el marisco, que vive de la basura del mar y acumula muchos tóxicos. De vez en cuando no pasa nada si pecas; ¿queréis saber el antídoto de todos los pecados? Un suplemento de medicina ortomolecular, es decir, moléculas del huerto, el huerto metido en una cápsula. Hay una hierba (cardo mariano) cuyo principio activo se denomina silimarina —es una de mis favoritas—. De nada sirven las marcas baratas, porque no te garantizan el efecto. La silimarina desintoxica el hígado y lo regenera, pero también es un antídoto para todos los tóxicos que tengan que pasar por el hígado.

Por tanto, cuando pecamos, en lo que a alimentos se refiere, ese pecado pasa por el hígado. Tenemos que evitar el desencadenamiento de radicales libres en este órgano y para ello es estupendo tener silimarina en el botiquín de casa. De hecho, es tan potente que neutraliza los efectos de la seta más venenosa, la *Amanita phalloides*. Si tomas *Amanita phalloides*, la silimarina te puede salvar la vida hasta veinticuatro horas después de haberla consumido. ¡De hecho, te salva la vida y además evita que sufras daños hepáticos! Si quieres hacer la prueba, ¿tu suegra te cae bien? Puedes servirle un plato de *Amanita phalloides* disfrazado con una salsa de ajo y perejil... y ya sabes que tienes veinticuatro horas para arrepentirte. ¡Es broma!

Si has consumido alcohol, la silimarina te evitará la resaca. ¡Si te acuerdas de tomarla después, claro! Por si acaso, antes de la borrachera toma silimarina antes de salir de casa, y otra vez cuando vuelvas. Y así al día siguiente no tendrás dolor de cabeza

Volvamos a la cena. Tenemos la posibilidad de tomar la ensalada o el gazpacho acompañados de un plato de proteína, que puede ser carne, pescado, guisantes, tofu, setas, seitán, frutos secos, huevos ecológicos o queso de cabra tipo requesón (no más de cien gramos). Debe elegirse uno y no mezclarlos entre sí, porque cuando mezclamos las proteínas, sobrecargamos el aparato digestivo. En la mujer, a partir de los cuarenta años, disminuye la producción de ácido clorhídrico en el estómago, así que cuidado porque ello dificulta principalmente la digestión de las proteínas.

Un exceso de proteínas en la dieta es un peligro para la salud, pues acidifica el organismo y este enferma. Muchas enfermedades son causadas por un exceso de proteínas; una proteína fuerte o dos ligeras al día es suficiente (como yogur, polen y requesón) repartidas entre las tres comidas principales.

Cuando empiezas a comer de forma sencilla, te das cuenta de que no necesitas salsas, ya que no es preciso que sobrecargues o disfraces los alimentos. A la carne se le añaden salsas porque sola es asquerosa. Intenta comerte un filete sin sal. ¡No lo puedes pasar! Lo mismo ocurre con el

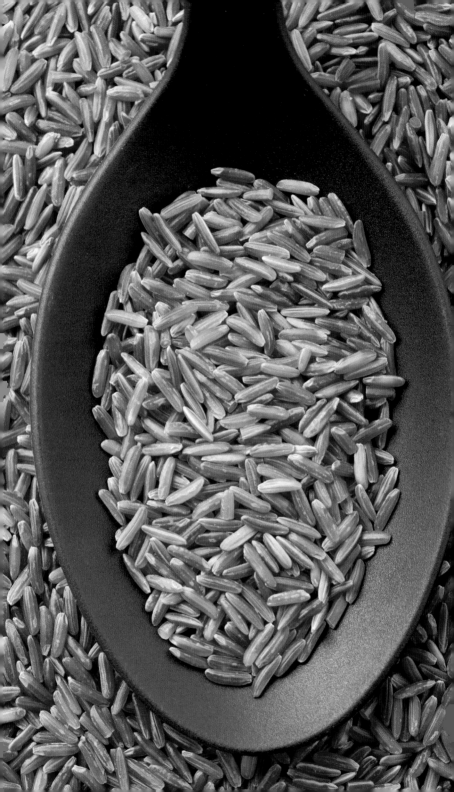

pescado, sabe a lo que es. ¿Sabías que para que la carne tenga más peso, no permiten que el animal orine, le retienen la urea?

La combinación de la alimentación occidental con la filosofía de la alimentación oriental es el Yin-Yang o, como lo llamo yo, el polo positivo y el polo negativo.

DIETA DEL ARROZ ROJO

Una persona con cáncer, o con una enfermedad degenerativa o inflamatoria, tiene un exceso de polo negativo. El polo negativo es expansión. Por lo tanto, los alimentos negativos son alimentos que causan expansión. Si queremos que esa persona sane, tenemos que cambiar su polo negativo a positivo —que es contracción, comprimir—, es decir, aportar alimentos de polo positivo para encontrar el equilibrio en su cuerpo.

En Japón, cuando lanzaron la bomba nuclear sobre Hiroshima, en esa ciudad había dos hospitales: uno religioso, de curas católicos, y uno del estado. El primero era un hospital humilde con pocos recursos económicos. Allí la comida era muy sencilla y tradicional. Tenían conocimiento del yin y el yang, de los polos positivo y negativo, y entendían que para sanar los cuerpos era conveniente aportar polo positivo. Alimentaban a sus pacientes —de escasos recursos— con arroz integral o arroz rojo —que es el máximo de polo positivo— y gomasio, es decir, sésamo tostado y molido con sal, preferiblemente sal del Himalaya, tostada, poca cantidad y mezclada con el sésamo.

¿Cómo lo comían? Normalmente servían en un cuenco una pequeña porción de arroz y al lado gomasio. Como hacemos aquí cuando mojamos el pan en aceite, allí lo comían con los dedos, comprendían la vibración y la intención con conciencia del alimento-medicina. Tomaban el arroz con las manos, aplastaban los granos, le transmitían su vibración y luego apretaban esa cantidad de arroz en el gomasio. Se lo ponían en la boca y lo convertían en leche, lo licuaban, lo ensalivaban y finalmente lo tragaban.

¿Qué ocurrió con esos pacientes? Sus cuerpos se concentraron, sus tumores disminuyeron, la inflamación desapareció, todo iba hacia el centro. Sin hinchazón y sin expansión. En cambio, el hospital del estado, que disponía de más recursos, servía una dieta muy variada.

Una bomba nuclear, ¿qué es, polo positivo o negativo, expansión o contracción? Es expansión; por lo tanto, un exceso de polo negativo. Un cuerpo preparado y concentrado en el polo positivo compensa y equilibra el efecto de la excesiva expansión de la bomba de Hiroshima.

Todos los del hospital católico sobrevivieron al efecto de la radiación. El cuerpo concentrado en el polo positivo les salvó la vida. Por el contrario, en el otro hospital no todos sobrevivieron, y los que lo hicieron tuvieron graves efectos secundarios por el efecto de la radiación. Curioso..., pensaron que fue un milagro de los católicos.

Años más tarde, un grupo de investigadores estudió el motivo y descubrieron los hábitos que tenían, e hicieron un seguimiento de esos pacientes. Comprobaron el efecto real que tuvo la alimentación sobre su salvación.

Imagina ahora un paciente de cáncer que está recibiendo radioterapia. La radioterapia es polo negativo, expansión. De hecho, en general produce cáncer si no tomas las medidas para aportarle polo positivo a tu cuerpo. Los pacientes que han optado por una alimentación consciente conocen los efectos adversos de la química y de la radiación que reciben, y saben compensar. Yo siempre les digo: «Tú sigue tu protocolo médico, y yo te ayudo a que no te haga daño, o al menos a que no te haga tanto daño».

Nunca debemos pensar que lo que sucedió en Japón no puede ocurrir aquí. Hay bastantes plantas nucleares en España. Como hemos sido testigos de las consecuencias, debemos ser conscientes. Primero debemos dar las gracias de que no haya ocurrido aquí, pero también hacer todo lo posible para ayudar a los demás. Ser conscientes como humanos y agradecer que no nos haya pasado, ayudando a otros.

Podemos adoptar lo que se denomina la dieta del arroz, de polo positivo completo, para desintoxicar el organismo, para facilitar ese equilibrio en el cuerpo. Sobre todo si sufres hinchazón, retención de líquidos, inflamación... enfermedad. Una persona con tendencia a la depresión, será una persona con exceso de polo negativo.

LAS MONODIETAS

¿Qué es lo que te recomienda un psiquiatra si tienes depresión? ¡Comer CHOCOLATE! ¡Ayyyy! El azúcar creará más polo negativo. A nivel energético, tenemos un campo magnético, lo que llaman el aura. Cuando una persona presenta un exceso de polo negativo, el campo magnético queda muy difuminado —muy «blandiblu», como dicen los niños—. Si queremos tener un campo magnético concentrado y disfrutar de lucidez y concentración, necesitamos que ese campo magnético sea sólido, fuerte y bien concentrado. Con una dieta de polo positivo total, conseguiremos ese efecto.

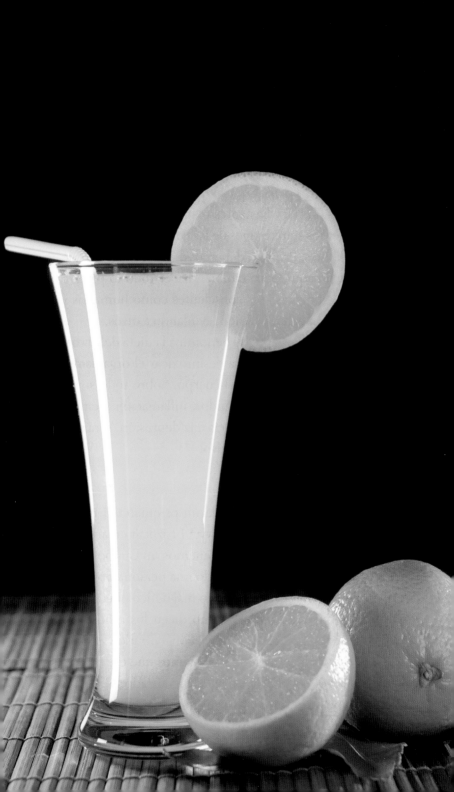

¿Meditas? ¿Durante la meditación puedes olvidarte de ti mismo? Pocas veces. ¿Por qué? Si el campo magnético está muy disperso, es imposible ir a tu centro. Con esta dieta lo vas a conseguir, y vas a alucinar. Es el gozo de meditar y quitar la mente de en medio.

Si tienes depresión o simplemente quieres limpiar tu cuerpo, hazlo solo tres días. Si sufres una enfermedad degenerativa inflamatoria, siete días. Y si padeces de cáncer o problemas mayores, veintiún días. Come solo arroz rojo, preferiblemente con una pizca de sal y sésamo, entre cuatro y cinco veces diarias, en pequeñas cantidades, y bebe únicamente agua que hayas hervido y que no sea del grifo —menos tóxicos a los que enfrentarse—. Esa es la dieta de polo positivo total. Si tomas medicación, no la hagas sin consultar con tu médico.

Si quieres limpiar el cuerpo de otro modo, como hice yo para liberarme del asma, del cáncer, de la alergia y demás, puedes optar por curas estacionales, es decir, curas con monodietas de frutas. En invierno es la época de las naranjas, y la cura de naranjas es la que se tiene que aprovechar. El tiempo necesario para llevarla a cabo —si quieres perder peso, prepararte para la «operación biquini»...— son diez días comiendo solo naranjas y bebiendo solo zumo de naranjas. Es difícil, porque como hace frío, el cuerpo pide algo más caliente, pero os aseguro que me curé del asma gracias a esa dieta. Eso fue el adiós definitivo al asma. Eso sí, se debe hacer bajo la supervisión de un especialista.

Para seguir una monodieta, es necesario prepararse para saber entrar en ella y saber salir. Mientras dura se te quitan todas tus adicciones y vicios alimenticios.

Otra cura importante es la de fresas, una de las frutas de polo positivo total. Pero hay que tener cuidado, porque no sirven las que venden en el mercado. Los agricultores que fumigan las fresas tienen que vestirse como si fueran astronautas, porque los productos químicos son tan nocivos que les pueden hacer daño. Es una fruta que no se pela, así que los químicos entran con más facilidad.

¿Alguien ha comido alguna vez una fresa que sepa a fresa? Cuesta encontrarlas. Pero ecológicas sí. La cura de fresas dura siete días, al igual que la de cerezas.

¿Alguien ha hecho la cura de uvas? La cura de uvas se hace en septiembre y dura veintiún días. Es maravillosa. Es tan fácil como comerse la piel, la pulpa y las pepitas masticadas —las que se puedan masticar.

En verano, se puede hacer monodieta a días. Eliges un día a la semana y durante treinta y seis horas, desde la cena hasta el otro desayuno, un día ingieres sandía, otro melón, otro melocotones.... Un día a la semana, además, puedes hacer un descanso fisiológico.

¿Qué sucede en nuestro organismo cuando hacemos ese descanso fisiológico? El cuerpo dice: «Aprovecho ese ahorro de energía para limpiar los riñones y el hígado, y también los intestinos». Así el cuerpo lo suelta todo. Te sientes ligero y eso te anima a mantener una alimentación sana los demás días.

Si quieres pecar un día, sabes que tienes ese día reservado para arreglarlo. Seguro que algunos cuidan más su coche que su propio cuerpo. Cuando algo falla en el coche, vas al mecánico. ¿Sabes escuchar a tu cuerpo?

Durante muchos años practiqué el ayuno semanal de treinta y seis horas, solo a base de agua —tengo un destilador en casa—, y ese día, todos los miércoles, me reunía con mis amigos que también hacían ayunos e íbamos al cine. Era nuestro día de descanso. Cuando lo haces con más gente, resulta mucho más fácil. Al llegar el martes, decía: «Ay, qué bien, mañana ayuno...». El día del ayuno realizaba mis actividades normales, como cualquier otro día, y en el trabajo la gente me preguntaba: «¿Estás bien? ¿No tienes hambre?». Ese día aprovechaba para hacer muchas más cosas, ya que me sentía muy ágil. Eso sí, cuando la mañana siguiente salía del ayuno, lo hacía con una fruta enzimática, como piña o zumo de piña, para tener una subida de energía. Luego seguía con mi vida normal.

Mi sueño

Esta ha sido mi filosofía con respecto a la alimentación durante veintisiete años, y tengo para dar guerra mucho más. Los médicos siguen llamando a mi casa una vez al año: «¿Suzanne está viva todavía?», preguntan. Vivita y coleando. Después de siete años, me citaron en el hospital de Belfast y un equipo de médicos me preguntó: «¿Qué has hecho?». Se lo conté y no se lo creían, pero me animaron: «Sigue, algo de lo que haces va bien». Me habría encantado que hubieran abierto su mente diciendo: «Nos rompe todos los esquemas, pero vamos a comprobarlo con más gente».

Hace unos años, en Barcelona, estuve trabajando durante seis meses de forma voluntaria —no cobraba nada— en la clínica de un equipo de médicos. Compartíamos varios pacientes, ya que tenían curiosidad por saber qué era lo que hacía, por qué se producían esos resultados, cuál era mi secreto.

Doy infinitas gracias al cielo por haber tenido esa maravillosa oportunidad de poder trabajar con médicos con la mente abierta. Médicos hambrientos de descubrir cosas nuevas, más allá de lo que aprenden en su profesión. Y desde entonces, han llovido muchos médicos más, que han aparecido para aprender de nuestros cursos zen, para expandir sus conocimientos y quedarse sorprendidos.

Hay un equipo de médicos en Colombia que quiere que vaya a enseñarles el curso zen e impartir charlas. Estoy dispuesta a seguir con esta dinámica, porque la evidencia está en el resultado.

Mi sueño es poder abrir en un futuro un centro de día, en el que se combine la medicina convencional con la natural y la energética, que sea accesible a todo tipo de públicos y no exclusivo para los ricos, en el que se pueda formar, tratar y compartir experiencias, trabajando con médicos, con oncólogos, con homeópatas, con psicólogos... con una actitud zen.

Zen significa conciencia de tu vida veinticuatro horas al día, saber lo que piensas, lo que dices, lo que comes, cómo actúas, ser plenamente consciente a cada momento. Somos seres únicos, no tenemos que encerrarnos en un protocolo porque no hay dos seres humanos iguales, no hay dos cuerpos físicos iguales, no hay dos cuerpos mentales iguales y no hay dos metabolismos iguales. No se puede tratar al ser humano siguiendo un protocolo, y menos para una enfermedad como el cáncer o muchas otras que están de moda, como la fibromialgia.

¿Cuál es hoy en día una de las causas de la fibromialgia y de las enfermedades autoinmunes? El consumo de aspartamo. ¿Dónde se encuentra? En los chicles y caramelos sin azúcar y en las bebidas gaseosas tipo refrescos sin azúcar. ¿Qué consumen hoy en día los adolescentes cuando se reúnen? Bebidas gaseosas; además fuman, con todos los tóxicos que hay dentro. ¿Qué comen? Patatas de bolsa con glutamato monosódico.

Nuestro deber es alimentar y educar a nuestros hijos, para que luego ellos puedan hacerlo con sus propios hijos. Ahora tenemos esta gran responsabilidad porque nos estamos volviendo cada vez más conscientes de lo que comemos.

¿Qué podemos hacer? Que cada uno, adaptándose a su bolsillo, cuide su alimentación. Quien se lo pueda permitir debería consumir productos ecológicos –cuantos más adquiramos, más bajarán los precios; la demanda es lo que ayudará a bajar los precios.

¿Cuáles son los pasos que tienes que seguir? Cuida tu traje, tu cuerpo. Es lo que nos va a acompañar toda esta vida. La prueba más dura que he tenido para valorar este cuerpo la viví en Vietnam, en una leprosería, viendo a seres humanos sin orejas, sin ojos, sin dedos, sin piernas, que me decían: «Es menos doloroso arrancarse el dedo que aguantar el dolor de la lepra en el dedo».

Cuando salí de allí, me conté diez dedos y me dije: «Qué suerte tengo, ¿cómo voy a abusar de este cuerpo que me acompaña?». Tomo conciencia, agradezco, porque nadie sabe lo que vale nuestro cuerpo hasta que empieza a estropearse.

Cuando un paciente viene para buscar cambios en sus hábitos, siempre le pregunto: «¿Fumas?», y si me contesta que sí, le digo cariñosamente con una media sonrisa: «¡Hueles mal!». A veces necesitas ser un poco cruel para ayudar a la otra persona a despertarse, a ser consciente. Porque normalmente vivimos en un espacio de comodidad. Nos sabe mal decir las cosas claro y alto. Nos sabe mal decir que tienes cáncer. Nos sabe mal decir que lo que estás comiendo te está fastidiando.

Viví toda mi niñez viendo a mi madre comer los típicos caramelos de frutas cargados de aspartamo, pero cuando lo descubrí, entendí por qué sufría esas enfermedades autoinmunes: la enfermedad de Raynaud y lupus. Tuve que ser dura con ella para hacerla reaccionar.

Os invito a que seáis conscientes, que seáis el cambio que queréis ver en el mundo, que vuestro ejemplo, lo que hayáis vivido, sirva para dar mucha esperanza y ánimos a otras personas que puedan estar en vuestra misma situación. Yo lo he hecho y lo voy a seguir haciendo. Solo estoy cumpliendo mi promesa, esa promesa que hice lanzando un grito al cielo: «Si yo me curo, prometo dedicar mi vida a dar esperanza a otras personas que están en esta misma situación». Y sé que, siguiendo mi promesa, conseguiré crear algún día ese centro holístico para enfermos de cáncer, que reunirá todas las medicinas.

Juntos.

Que así sea.

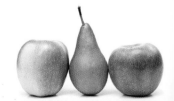

1

LA DIETA DISOCIADA

DESAYUNO, COMIDA Y CENA

DESAYUNO

Distintas opciones.

DESAYUNO 1

Elige uno:

- ◆ Fruta del tiempo: mangos, manzanas, peras, uvas, mandarinas o granadas.
- ◆ Yogur de soja, cabra, oveja o vaca.
- ◆ Copos de avena crujientes (entre una y dos cucharadas soperas colmadas), copos finos de avena, muesli o galletas integrales.
- ◆ Fruta desecada: seis dátiles, seis ciruelas, seis orejones o seis higos secos.

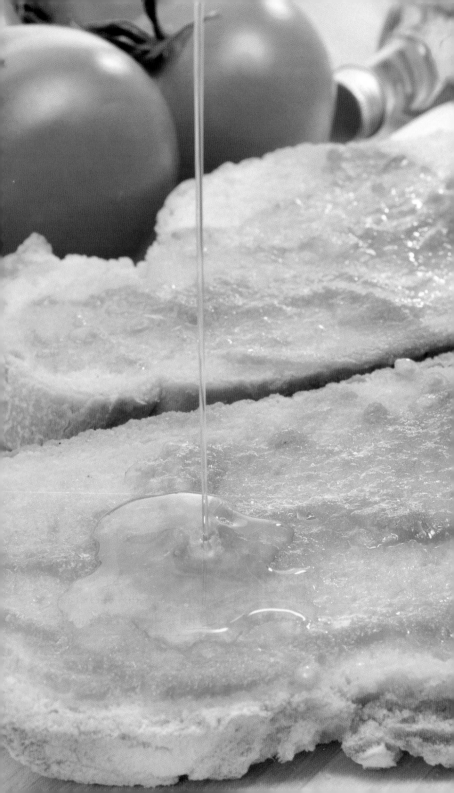

DESAYUNO 2

♦ Leche de arroz, de avena o de almendras con copos de maíz sin azúcar, tipo Corn Flakes.

DESAYUNO 3

♦ Té verde o té yogi con tostadas de pan integral con mantequilla, margarina bio y miel o mermelada. Además, frutas frescas compatibles con pan (manzanas, peras, papayas, granadas).

DESAYUNO 4

Escoge uno:

♦ Té o infusión y pan con tahín (crema de sésamo).
♦ Pan con requesón de cabra o vaca (máximo cien gramos).
♦ Pan con tomate y aceite.
♦ Pan con medio aguacate, tomate y paté de aceitunas negras (garum).
♦ Pan con tomate —a la catalana— con aceite y embutido vegetal.

Además, fruta fresca a elegir entre manzanas, peras o papayas.

COMIDA (ENSALADA Y CARBOHIDRATOS)

ENSALADA

♦ *Crudités*: lechuga, escarola, zanahoria, apio, col blanca, tomate rojo, cebolla o ajo, pepino, germinados de alfalfa, hinojo o remolacha cruda rallada.
♦ Semillas de sésamo o de calabaza tostadas.
♦ Entre seis y doce aceitunas negras desaladas.

VEGETALES

- Acelgas, espinacas, col verde, brócoli o judías verdes al vapor.
- Zanahoria, puerros, apio, cebolla, ajo, nabo, chirivía —para caldos, potajes, sopas, estofados o salsas.

Estos vegetales se pueden mezclar directamente con carbohidratos como:

- Arroz o quinoa con verduras salteadas, por ejemplo paella.
- Puré de calabaza, puerro, zanahoria y apio.
- Croquetas de mijo, espinacas y cebolla frita.
- Lasaña o canelones vegetales.
- Empanadillas vegetales.
- También en estofados, potajes o para acompañar en el plato.

ALIÑOS

Para acompañar a los carbohidratos puedes emplear:

- Aceite de oliva virgen, prensado en frío.
- Tamari o salsa de soja bio —poca cantidad, ya que es muy salado.
- Lecitina de soja.
- Jengibre en polvo o fresco y rallado.
- Hierbas aromáticas, como orégano, perejil, albahaca, etc.
- Sal del Himalaya —no mucha— y pimienta negra.

Nota: **NO AÑADAS NADA DE ÁCIDO**, por ejemplo vinagre de ningún tipo ni limón, ya que inhibe la producción de la enzima ptialina, que comienza a digerir los hidratos de carbono en la boca.

CARBOHIDRATOS

Elige uno por comida:

- Patatas.
- Arroz integral o rojo.
- Pasta integral.
- Legumbres: lentejas, garbanzos o judías, en potaje, con verduras o fríos, como ensalada.
- Quinoa.
- Cuscús.
- Mijo.
- Avena (croquetas o sopa).
- Remolacha (combina bien con la patata).
- Pan integral bio con medio aguacate.
- Hamburguesas vegetales (puedes encontrarlas en herbolarios).
- Croquetas de cereales, de patata o de arroz.
- Trigo sarraceno (KASHA) con cebolla —sofríes la cebolla, añades el trigo y un poco agua, tapas y dejas cocer.
- Bocadillo de tomate y ensalada con embutido vegetal, con medio aguacate o con cien gramos de requesón untado como mantequilla, con un toque final de paté de aceitunas (garum).

Nota: el requesón y el yogur, aunque proteínas, al ser más ligeras combinan muy bien con los carbohidratos y se digieren fácilmente.

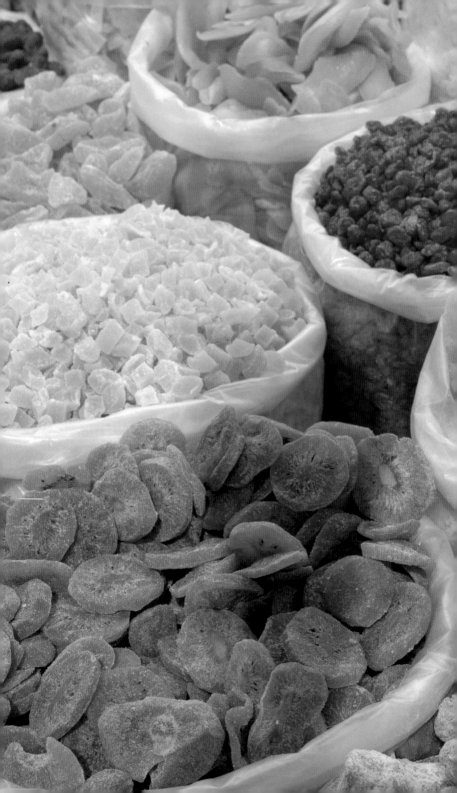

POSTRES

- Compota de manzana y pera sin azúcar o yogur natural con un poco de miel o sirope de agave.
- Infusión digestiva: menta, manzanilla, anís, hinojo, té verde, té yogi u otras infusiones naturales.

ENTRE COMIDAS

Entre estos tentempiés sanos que te propongo, debes elegir solo uno:

- Tortitas de arroz con tahín y pera o manzana.
- Tahín y miel —mézclalos y úntalos en galletas, tortitas o tostadas.
- Té verde o leche vegetal y galletas.
- Fruta de la estación.
- Pan con margarina bio, con aceite o con mantequilla bio y té verde y manzana o pera.
- Fruta desecada: seis dátiles, seis orejones, seis ciruelas o bien un puñado de pasas.
- Frutos secos (a elegir uno): doce almendras, doce avellanas, seis nueces, cuarenta piñones, o cuarenta semillas de calabaza o girasol.
- Leche de arroz con polvo de algarroba o cacao.
- Manzanas o peras y galletas o pan, o tortitas de arroz con crema de algarroba y avellana (dietética).
- Un plátano.
- Un yogur o kéfir.

CENA (VERDURAS Y PROTEÍNA)

VERDURAS O ENSALADAS

Elige uno:

- Gazpacho (en temporada) o ensalada.
- Verduras al vapor, al horno o a la parrilla.
- Berenjena, pimientos verdes o rojos y cebolla.
- Calabacines, puerro, alcachofa, espárragos, cebolla, ajitos tiernos, etc., a la plancha con una pizca de sal del Himalaya, pimienta negra y aceite de oliva virgen.

ALIÑOS

Para aderezar ensaladas o verduras que acompañen a las proteínas, puedes usar:

- Aceite de oliva virgen extra, prensado en frío.
- Vinagre de sidra o de manzana bio.
- Limón o lima.
- Piña o papaya en la ensalada.
- Chucrut/sauerkraut (a la ensalada) –ideal para comer con carne o pescado para facilitar la digestión.
- Levadura de cerveza.
- Lecitina de soja (guárdala en la nevera).
- Tamari o salsa de soja.
- Hierbas aromáticas.
- Semillas.

PROTEÍNAS

Elige una:

- Guisantes tiernos extrafinos con menta.
- Champiñones o setas con ajo picado y perejil.
- Cien gramos de requesón con pan dextrinado –restriega un tomate sobre el pan con aceite de oliva.
- Medio aguacate con pan dextrinado.

- Huevos bio —pasados por agua, en tortilla, duros o fritos con poco aceite— acompañados con pan dextrinado.
- Frutos secos: doce almendras, doce avellanas o seis nueces, acompañadas con pan dextrinado, tomate y aceite.
- Seitán en filetes.
- Cien gramos de tofu a la plancha —imprescindible cocinarlo, aunque sea un poco a la plancha, con aceite y tamari o sal del Himalaya.
- Tempeh a la plancha.
- Pescado blanco, pescado azul, salmón fresco, lubina, dorada, lenguado, merluza, sardinas, arenques y mero (no son recomendables los mariscos en general, el atún, el pez espada, el emperador, la sepia y el pulpo, por su alto contenido en mercurio).
- Pavo, gallina o pollo de granja, conejo, cordero lechal o carne, todos ellos biológicos (no son recomendables los embutidos, el cerdo en general, la ternera y las vísceras).
- Un máximo de cien gramos de queso de cabra, de oveja o de vaca, acompañado con pan dextrinado. Ten en cuenta que el queso no es compatible con el pan normal, solo con el dextrinado, excepto el requesón.

POSTRES

Elige uno:
- Manzana, pera, papaya o piña.
- Kéfir con miel (es ácido).
- Yogur con miel o sirope de agave.
- Compota de manzana o pera, sin azúcar.

OTRAS OPCIONES PARA LA CENA

Elige una:

+ Fruta de la estación, al gusto, excepto plátano.

+ Yogur, requesón con miel, mermelada o sirope de agave con pan dextrinado o bien tortitas de arroz o de otros cereales, sin sal.

+ Castañas.

+ Pastel de arándanos hecho de pan dextrinado con requesón y mermelada bio de arándanos. Mojar el pan con zumo de frutas y añadir requesón y mermelada encima. Queda como un pastel.

+ Galletas integrales sin azúcar y un yogur.

ALGO IMPORTANTE QUE DEBES TENER EN CUENTA

+ Usar como máximo dos cucharadas soperas al día de aceite de oliva.

+ Tanto si ingieres carbohidratos con verduras como proteínas con verduras, es importante tomar entre el 25 y el 50% de alimento crudo y el resto cocido. Comiendo un bocado de alimento crudo y otro de alimento cocido, todo se digiere mejor y se adelgaza siempre, especialmente cuando haya sobrepeso.

+ Cocinar sin usar papel de aluminio.

+ Los aliños en las comidas con carbohidratos deben ser distintos a los utilizados en las comidas con proteína. Los ácidos facilitan la digestión de las proteínas.

+ No mezclar frutas ácidas con frutas muy dulces en la misma comida (por ejemplo, piña y plátano).

+ No usar agua del grifo para cocinar; mejor embotellada, destilada en casa o de osmosis inversa.

♦ No usar cazos de aluminio.

♦ Es preferible utilizar sartenes ecológicas, sin plomo.

DIETA DISOCIADA MUY SIMPLIFICADA

DESAYUNO

Elegir solo uno y alternar:

♦ Fruta de la estación y yogur con muesli.

♦ Fruta de la estación con pan dextrinado y cien gramos de requesón con miel o mermelada de arándanos.

♦ Infusión o zumo de manzana, tostadas de pan con tomate y cien gramos de requesón.

♦ Una manzana y una infusión o zumo de manzana.

♦ Bocadillo de medio aguacate, tomate, ajo o cebolla y lechuga, y una manzana.

♦ Leche vegetal (soja, arroz, avena, etc.) con cereales (copos de avena, muesli o tipo Corn Flakes), una cucharada de postre de polen y pera o manzana.

COMIDA: ENSALADA + CARBOHIDRATOS

♦ Un plato grande de ensalada de hortalizas frescas con aceite de oliva pero sin vinagre ni limón y verduras de la temporada, mezcladas con un solo almidón o fécula que se debe escoger entre: patatas, arroz, pasta, legumbres, pan, calabaza, castañas, boniatos o quinoa.

♦ Postre: manzana, pera, papaya, compota o yogur sin endulzar.

CENA: ENSALADA + PROTEÍNAS

♦ Gazpacho o ensalada con vinagre de sidra.

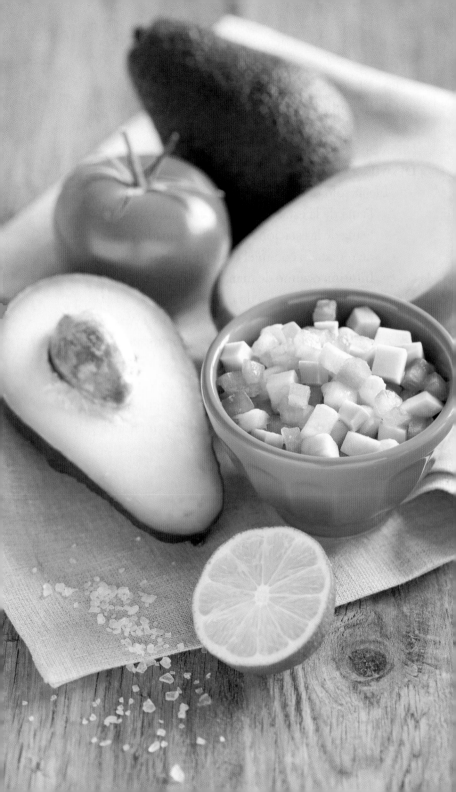

+ Verduras de la temporada que se deben mezclar con una sola proteína de entre las siguientes: pescado (con un chorro de limón), carne de ave, huevos, queso fresco (cien gramos como máximo), tofu, setas, seitán, champiñones, guisantes, doce piezas de una sola variedad de frutos secos (si son nueces, seis piezas).

+ Postre: yogur natural, manzana, pera, compota o papaya.

LA IMPORTANCIA DE UNA CORRECTA DIGESTIÓN DE LOS ALIMENTOS

Combinar correctamente los alimentos permite una mejor digestión, una correcta asimilación, una adecuada evacuación intestinal y una desintoxicación continuada. Una digestión demasiado lenta y laboriosa seguida de una tardía evacuación permite la reabsorción de las toxinas fecales y como consecuencia la fabricación de más grasa para poderlas almacenar. Si no se le da un descanso fisiológico al aparato digestivo, el cuerpo no puede desintoxicarse de forma continua. Un cuerpo hinchado es un cuerpo intoxicado.

Los órganos de desintoxicación son los riñones y el hígado. Si ambos no funcionan correctamente, será muy difícil perder peso.

¿Dónde empieza la digestión? En la boca. ¡Parece irónico que los alimentos que tendemos a no masticar sean los que más lo necesiten!

¿Quién mastica el puré de patatas? ¡No es un alimento fácil de masticar! Las patatas contienen muchísimo almidón, por lo que se debería hacer gran parte de la digestión en la boca. De otro modo, la inhibes. Sin embargo la naturaleza es tan sabia que nos proporciona más de un lugar de digestión para estas sustancias. La de la proteína empieza también en la boca, pero solo de forma mecánica. Su digestión química comienza cuando entra en el estómago, mediante la acción del ÁCIDO CLORHÍDRICO y la PEPSINA.

Las proteínas tal y como se presentan en las carnes, los huevos, las legumbres, etc., son inútiles para el cuerpo, y solo podemos usarlas cuando los aminoácidos individuales vuelven a construirse después de la digestión para formar nuevas proteínas. Por tanto, todo el proceso digestivo —que se inicia en el estómago y después sigue en el duodeno, donde continúa la reducción de las proteínas— es imprescindible.

¿Cuáles son las enzimas que encontramos en el duodeno? La enzima proteasa —que digiere las proteínas—, la amilasa —que digiere los hidratos de carbono— y la lipasa —que digiere las grasas—. Estas enzimas son segregadas por el páncreas y vertidas al intestino, y se las conoce como enzimas pancreáticas.

En el duodeno se efectúa una gran parte de la digestión; después, ya no se digieren más las proteínas. Eso significa que realmente no disponemos de mucho tiempo ni tampoco de mucha capacidad para llevar a cabo la digestión de estas sustancias. Si miramos la longitud del aparato digestivo, vemos cómo la digestión de las proteínas tiene lugar en un tramo realmente limitado.

Muchos desarreglos de la salud están relacionados con una insuficiencia gástrica por falta de ácido clorhídrico. A menudo esto se relaciona con la edad y con un sexo en particular. Las mujeres a partir de los cuarenta años producen menos jugos gástricos y hasta un 15% de las mujeres a partir de los sesenta ya no los produce. Cuando esto sucede, toda la responsabilidad de las enzimas proteolíticas cae sobre las enzimas pancreáticas, que son incapaces de cumplir el proceso con total eficacia. Este «pequeño detalle» conducirá a varios inconvenientes más graves.

En ocasiones el problema se produce por una falta de zinc y de vitamina B_6, necesarios para producir jugos gástricos, por lo que cualquier deficiencia debería ser corregida en cuanto surja.

LA CORRECTA COMBINACIÓN DE LOS ALIMENTOS

Una combinación adecuada de los alimentos ayuda a hacer bien la digestión. Si por ejemplo combinamos proteínas con almidones, no digeriremos convenientemente ninguno de los dos, ya que cada grupo alimenticio requiere un ambiente específico. La proteína se digiere en ácido mientras que el carbohidrato necesita un ambiente alcalino.

Generalmente somos capaces de digerir alimentos en combinación, pero por desgracia nuestros sistemas están sobrecargados, lo que conduce a una mala digestión de las proteínas. Este problema digestivo está relacionado con muchas de las alergias alimenticias que sufrimos. Una intolerancia alimenticia se origina por una reacción metabólica y no alérgica. Tal vez un componente de un alimento no se digiere bien, o existe una toxina en otro que provoca cierta sensibilidad. Muchos de los alimentos que se consumen ya contienen histamina, como por ejemplo las salchichas, el chucrut, el atún, el vino, las espinacas o el tomate, y otros serotoninas, como el plátano, que en grandes cantidades puede producir reacciones adversas, entre ellas migrañas.

La mayoría de los nutrientes se absorben en el intestino gracias a la permeabilidad del tracto digestivo. Sus vellosidades (protuberancias como dedos de las manos) y las pequeñas cavidades diseñadas para dejar pasar únicamente ciertas sustancias, controlan la absorción de los nutrientes.

Por desgracia, en algunas personas estas cavidades son demasiado grandes e incluso siguen creciendo. Esto es lo que llamamos EXCESIVA PERMEABILIDAD INTESTINAL. Las alergias no se producen si no hay excesiva permeabilidad intestinal.

Las proteínas se absorben activamente. Cuanto más grande la cavidad, más grande la proteína que puede pasar, y una proteína de más de cuatro aminoácidos en cadena nos producirá un grave problema porque se convertirá potencialmente en una proteína alérgica. Cuanto más penetre, más posibilidad de reacción.

Para los bebés es devastador empezar demasiado pronto con una dieta sólida o con alimentos que son altamente alérgenos, como por ejemplo los lácteos o el trigo, porque sus intestinos por naturaleza son demasiado permeables. Todavía no están completamente formados, por lo que absorben todo tipo de moléculas de gran tamaño y su sistema digestivo aún no funciona al cien por cien. Si le damos a un bebé proteínas[1] altamente alérgenas, que él va a absorber intactas, tendrá un riesgo elevado de sufrir una alergia. Es por esa misma razón por lo que el ASMA y los ECCEMAS son tan comunes a esa edad.

También se ha comprobado que los productos lácteos derivados de la vaca y el trigo, son los dos mayores alérgenos.

---

1. En niños de uno a dos años que han sido amamantados, es mejor empezar con alimentos no ricos en proteínas –verduras y frutas–. Cuanto más se prolongue la leche materna, mejor tolerarán las proteínas.

Para algunos adultos con el intestino demasiado poroso, es casi como volver a ser bebé, aunque en menor, grado por supuesto. La diferencia es que el adulto puede corregir el problema, mientras que el bebé no, al menos hasta que su intestino se forme completamente.

Las cavidades de la pared intestinal se agrandan principalmente debido al estreñimiento crónico, la diarrea crónica, el abuso de los laxantes y la candidiasis. Un exceso de CANDIDA ALBICANS es devastador para las membranas de la pared intestinal, que podría comparase con un chicle: cuando mascas uno y lo sacas de la boca y lo estiras, más grandes se hacen los agujeros. Del mismo modo, cualquier tipo de estrés indebido en los intestinos puede causar un incremento en la permeabilidad. Además, también existen determinadas toxinas en la materia fecal que pueden dañar al tejido conectivo del intestino.

Los ataques frecuentes de diarrea o el abuso de laxantes pueden conducir a una mayor flacidez intestinal, ya que se ve afectado su tono muscular. Esta falta de tono conduce a un mayor riesgo de hiperpermeabilidad.

Además, muchas personas olvidan que los intestinos son músculos y que necesitan contraerse y relajarse constantemente para funcionar —como hace una oruga al caminar—. En la fase de excesiva relajación habría demasiada permeabilidad, mientras que si la contracción es excesiva, acabaríamos con una mala absorción.

Ambos extremos son malos. Los laxantes causan una fase de relajación demasiado larga.

LAS POLIAMINAS

Otro factor causante de la excesiva permeabilidad intestinal serían las POLIAMINAS, toxinas que se producen cuando las proteínas no digeridas pasan a serlo luego por las bacterias perjudiciales. Este problema está fuertemente relacionado con las MIGRAÑAS, la PSORIASIS y la ARTRITIS REUMATOIDE.

Cuando no se digieren bien las proteínas gracias a las enzimas y los ácidos, se produce putrefacción al entrar en juego las poliamidas, uno de los compuestos más nocivos que dañan el tejido conectivo del tracto intestinal. El resultado final es una excesiva permeabilidad intestinal debido a una sobrecarga tóxica cuando hay, por ejemplo, estreñimiento crónico y quizás también una disfunción hepática –el hígado es el órgano responsable en neutralizar las poliaminas–. En ocasiones una gran cantidad de toxinas se vierten en el intestino por sobrecarga del hígado y causan daños en la parte inferior del tracto intestinal. Podríamos decir por tanto que si el hígado funciona bien habría menos posibilidad de padecer migrañas, psoriasis o artritis reumatoide. La silimarina, por otra parte, es muy efectiva para neutralizar las poliaminas. Por esa razón, para reducir el problema es muy importante comer FIBRA.

Ahora sabemos que una pobre digestión conduce a una excesiva permeabilidad del intestino, que luego causa alergias alimenticias que finalmente resultan en enfermedades como la migraña, los eccemas, la artritis reumatoide, el asma, etc.

2

LA DIETA MEDITERRÁNEA
FRUTAS Y HORTALIZAS FRESCAS Y CRUDAS

Las frutas y verduras juegan un papel importantísimo en nuestra dieta y tenemos la suerte de poder gozar de una amplia variedad al vivir en un país mediterráneo. Cada temporada nos trae novedades y nos ofrece un espectáculo de colores vivos e intensos.

¡LO VEO CRUDO!

Las frutas y hortalizas frescas contienen una gran cantidad de vitaminas y minerales, antioxidantes, enzimas y otros fitonutrientes protectores (clorofila, carotenos, etc.), además de constituir una excelente fuente de energía. Deben consumirse a diario en forma de zumos frescos, macedonias, ensaladas, al vapor, al horno o a la plancha. Sus mayores

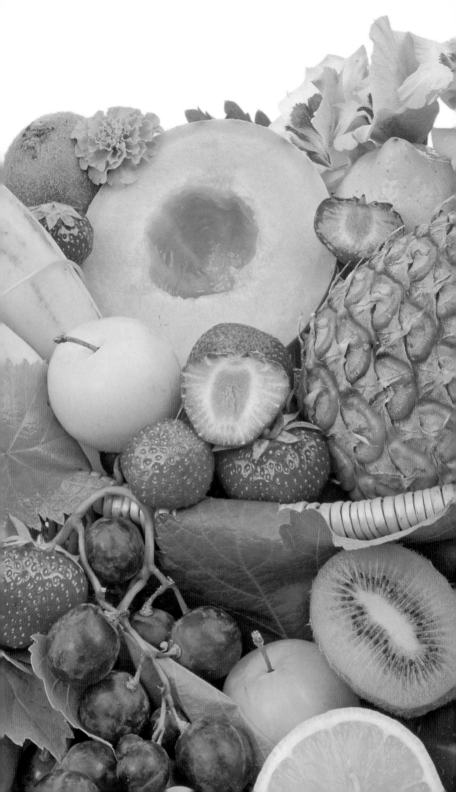

beneficios son un suministro de energía vital, bienestar intestinal, un enorme aporte antioxidante y un efecto remineralizante.

Aunque también pueden consumirse cocinados, los alimentos crudos son más recomendables, ya que alcalinizan el organismo previniendo la desmineralización y algunas enfermedades degenerativas como la artritis. Por cierto, ¡el brócoli es muy rico en calcio! Las frutas y vegetales de color naranja, como el melocotón, el albaricoque, el pimiento amarillo, la calabaza y la zanahoria, son ricos en betacaroteno y protegen la piel del sol, además de potenciar el bronceado.

DALE COLOR A TU DIETA

En verano el colorido es muy variado; disponemos de todo un abanico para elegir. Entre las frutas abundan la sandía, el melón, los melocotones, las ciruelas, las cerezas, los albaricoques, la chirimoya, las peras, etc., y a finales de agosto y principios de septiembre comienzan a aparecer la uva, la granada y la manzana.

Lo bueno de la fruta es que se puede comer en cualquier momento y prácticamente en cualquier lugar. Se pueden hacer comidas de frutas exclusivamente, es posible llevarla a la playa o de excursión, requiere poca o ninguna preparación, sacia la sed, refresca el intestino, no intoxica el organismo, facilita el tránsito intestinal y siempre está disponible.

La fruta fresca combina muy bien con yogures, fruta desecada (dátiles, uvas pasas, ciruelas secas, etc.), cereales integrales, muesli y pan dextrinado (se encuentra en tiendas de dietética), sobre el cual se puede poner cien gramos de requesón o yogur y recubrir con mermelada de mirtilo. ¡Riquísimo!

HORTALIZAS: ¡ANÍMATE!

En latín, la palabra equivalente a «vegetal» significa dar vida, animar. Los vegetales nos dan vida, nos proporcionan vitalidad y además existen cada vez más pruebas que demuestran que podemos emplearlos para prevenir y tratar muchas enfermedades.

Las hortalizas requieren un poco de preparación pero siguen siendo un alimento práctico y rápido de elaborar en platos de ensaladas y sopas frías, como el gazpacho o la *vichyssoise*. Son alimentos ricos en enzimas, minerales y vitaminas, y sobre todo en pigmentos protectores (clorofila y carotenos). De hecho, para evitar la leucocitosis, deberíamos comer el doble de alimentos crudos que de alimentos cocinados (cuando está cocinado, el organismo lo reconoce como invasor y solicita la intervención del sistema inmunológico). Alternando la ingesta de los alimentos crudos y los cocinados en una misma comida, engañas a tu cuerpo hasta tal punto que se reduce o se evita la leucocitosis. De esta manera el sistema inmunológico descansa y acumula fuerzas para cuando realmente se necesite su intervención.

Seguir la dieta mediterránea utilizando aceite de oliva virgen, en solo tres meses reduce la presión arterial y los indicadores de inflamación, el colesterol alto, el nivel de glucemia y el índice de sensibilidad a la insulina.

EN VERANO..., ¡A COMER A LA PLAYA O AL CAMPO!

Cuando ya ha llegado la época del año de más calor, lo más importante que se debe tener en cuenta es hidratar el cuerpo, aportarle antioxidantes protectores del sol a través de los alimentos crudos y limitar la ingesta de sal para no crear un desequilibrio de sodio-potasio.

A continuación te muestro unas ideas prácticas y saludables para disfrutar en compañía, durante un día playero:

Menú fruta 1

- Melón o sandía.
- Yogur con miel y seis dátiles naturales.
- Pan dextrinado con mermelada de arándanos.

Menú fruta 2

- Melocotones, albaricoques y ciruelas.
- Muesli crujiente para comer con los dedos.
- Un yogur con uvas pasas.

Menú fruta 3

- Macedonia de frutas de la temporada.
- Plátano, melocotón, peras, albaricoques, nísperos, etc., zumo de sandía.
- Una cucharada sopera de nata líquida o un yogur.

Menú hortalizas y cereales 1

- Pan de pita (hueco por dentro) con relleno de medio aguacate, un tomate maduro, varias rodajas de pepino, lechuga, germinados de alfalfa y aceite de oliva.
- Manzanas golden.
- Té frío de menta.

Menú hortalizas y cereales 2

- Arroz integral frío con rúcula, tomates cherry, pepino, doce avellanas crudas, zanahoria rallada, apio y aceitunas negras, orégano y aceite de oliva.

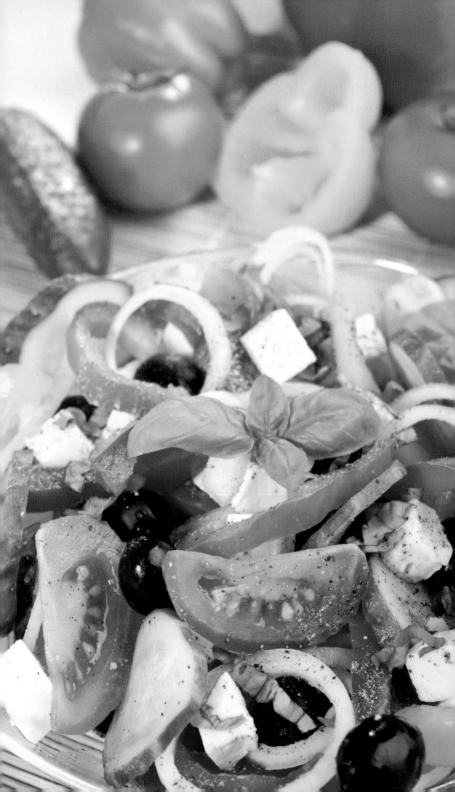

- Manzanas golden.
- Té verde fresco.

Menú hortalizas y cereales 3

- Pasta integral de espirales aliñada con aceite de oliva, pimienta negra y salsa de aguacate con tomate.
- Ensalada multicolor: tomate cherry, apio, cogollos de Tudela, remolacha roja rallada, zanahoria rallada, cebolla y aceitunas negras, todo ello aliñado en el momento de comer con aceite de oliva y sal de hierbas.
- Manzana o pera.
- Infusión fresca de María Luisa (cedrón o hierba Luisa).

Menú hortalizas y cereales 4

- Bocadillo de ensalada con requesón o queso fresco: pan con tomate y aceite, germinados de alfalfa, rodajas de pepino, zanahoria rallada, huevo en rodajas y cebolla tierna.
- Compota fresca de pera o manzana.
- Infusión fresca de menta.

Menú hortalizas y cereales 5

- Ensalada de lentejas o garbanzos con rúcula, endivias, zanahoria, cebolla tierna, tomates cherry, apio y pepino, aliñada con aceite de oliva y salsa de soja/tamari.
- Manzana, pera o papaya fresca.
- Infusión fresca de menta e hinojo.

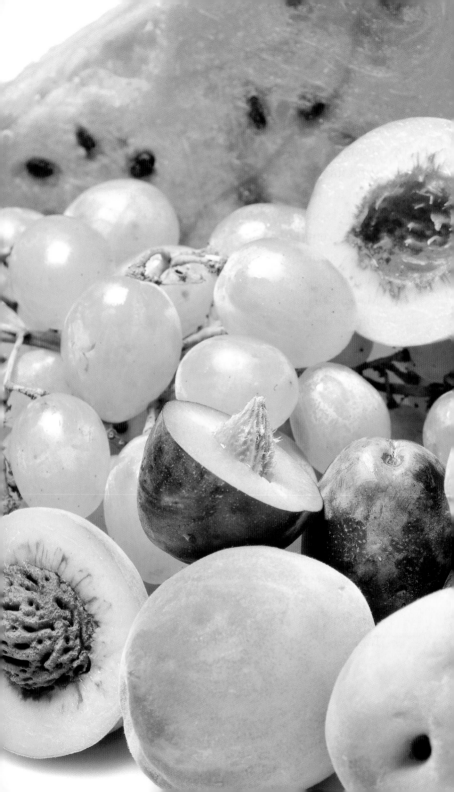

LOS ALIMENTOS Y BEBIDAS
MÁS SALUDABLES PARA EL VERANO

FRUTAS Y VERDURAS DE COLOR NARANJA. Melocotones, albaricoques, ciruelas, nísperos, calabaza, pimientos amarillos. Son ricos en betacaroteno, que protege la piel de los rayos solares, evita quemaduras y facilita un bronceado rápido y profundo.

SANDÍA, MELÓN, PERAS Y MELOCOTONES. La sandía y el melón nunca deben ingerirse juntos en una misma comida. Son frutas con mucho contenido en agua, excelentes para hidratar el cuerpo.

BATIDO DE HOJAS DE MENTA FRESCA, ZUMO DE UN LIMÓN, AGUA MINERAL Y MIEL/SIROPE DE AGAVE/STEVIA. Refresca, tonifica, limpia el intestino, aporta una gran cantidad de vitamina C y sacia la sed. Es ideal media hora antes de las comidas o como refresco fuera de ellas.

ENSALADAS ABUNDANTES EN HORTALIZAS FRESCAS Y SOBRE TODO DE HOJAS VERDES. Aportan agua y minerales para reponer los que se pierden con el exceso de sudor. Las hojas verdes, especialmente el perejil, son ricas en vitamina A y betacaroteno, que protegen contra los rayos nocivos del sol.

AGUACATE. Es rico en vitamina E, ligero y fácil de digerir, fuente de proteína muy asimilable, práctica y nutritiva. Nutre la piel y ayuda a evitar el envejecimiento prematuro debido a una excesiva exposición al sol. Puedes tomarlo en ensalada (medio aguacate es una ración), sobre el pan o como salsa (guacamole, con tomate, ajo, aceite y una gota de limón).

CÓCTEL DE POTASIO. Una o dos cucharadas soperas de vinagre de sidra (no destilado) con una cucharada de miel o sirope de agave y un vaso grande de agua mineral. Por su riqueza en potasio, evita el desequilibrio sodio-potasio debido a una excesiva sudoración y sus consecuencias: cansancio, caída de cabello, piel seca, mala circulación, retención de líquidos, problemas vasculares, etc.

ZUMO DE ZANAHORIA CON MANZANA, JENGIBRE FRESCO Y UNAS RAMITAS DE PEREJIL MUY FRESCAS Y DE COLOR VERDE OSCURO. Es rico en betacaroteno, aumenta el bronceado, estimula la circulación y presenta un alto contenido en potasio, ideal para el verano.

ZUMO DE SANDÍA. Gran poder de hidratación.

SNACK DE FRUTAS. Quita la sed, remineraliza, refresca e hidrata el organismo manteniendo los niveles de energía gracias a su aporte de fructosa.

COMER EL DOBLE DE ALIMENTO CRUDO QUE DE ALIMENTO COCINADO. Todos los platos crudos deben comerse junto con los alimentos cocinados para facilitar la digestión y evitar el consumo excesivo de líquidos durante la comida. Así se evita diluir las enzimas digestivas y su acción será más eficiente. La dieta será más hidratada y habrá menos necesidad de beber líquidos continuamente. Las frutas y las hortalizas aportan muchas sales minerales y vitaminas junto con los antioxidantes protectores.

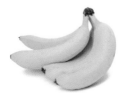

3

¿CÓMO COMO?

LA TRISTE DESNATURALIZACIÓN DE NUESTROS ALIMENTOS

Sobrealimentación

Muchas enfermedades son producidas por un exceso de alimentación y no por una deficiencia. La gran demanda de alimentos en los países desarrollados ha creado una nueva alimentación desnaturalizada para poder cubrir esa gran producción, con todas las consecuencias que ello supone.

Aditivos

El negocio ha obligado a convertir los alimentos perecederos en alimentos no perecederos: con conservantes, potenciadores de sabor, hidrolizantes, colorantes, etc. Cada persona consume entre cuatro y cinco kilos al año de sustancias nocivas, con el resultado de que los cadáveres no se descomponen en las tumbas. ¡En lugar de tardar unos cinco años en descomponerse de forma natural, ahora nuestros cuerpos necesitan entre diez y quince años! ¡Los conservantes nos matan antes de tiempo pero nos mantienen más años en la tumba! ¡Hay que ser agradecidos!

La manipulación de los suelos

En Japón y en cuatro estados del norte de América las tierras son ricas en selenio, un mineral antioxidante y anticancerígeno. De hecho, los japoneses fuman más que nadie pero presentan una menor incidencia de cáncer de pulmón. Lo mismo sucede en Montana.

Las enfermedades que hoy por hoy más matan son las relacionadas con los trastornos cardiovasculares, una de cuyas causas principales es la deficiencia de magnesio. En un estudio científico, al complementar la dieta con solo diez miligramos al día, la incidencia bajó a la mitad. Un tomate maduro contiene dos miligramos de magnesio, y uno biológico doscientos.

Animales criados con medicamentos y hormonas

Se necesitan ciento cuarenta y tres medicamentos para engordar un pollo. De ellos, cuarenta y dos causan cáncer, veinte causan malformaciones y dos la muerte. Uno de esos medicamentos son los estrógenos, que en los hombres ocasionan infertilidad o impotencia. De hecho, hoy en día la mayoría de los hombres producen solo la mitad de los espermatozoides de lo que se considera normal.

La cosecha

Actualmente la cosecha se efectúa antes de tiempo, y solo un 30% de la fruta madura en el árbol.

El transporte

Solo por poner un ejemplo, los japoneses producen por manipulación genética melones y sandías cuadrados que facilitan su transporte. ¿Qué te parece?

Irradiación por cobalto

Se sabe que el cobalto es una sustancia radiactiva y cancerígena. Se utiliza para prevenir plagas y al mismo tiempo para que la fruta tenga más vida en la estantería.

El azúcar refinado

Se trata de un producto altamente adictivo, con calorías vacías y cero nutrientes, que estriñe, roba nutrientes (por ejemplo, calcio y cromo), desmineraliza y elimina las ganas de alimentos sanos y nutritivos.

La harina blanca refinada

El refinamiento de la harina blanca destruye el 98% de vitamina E, el 85% de fibra, el 82% de vitaminas B, el 80% de biotina, el 76% de vitamina K, el 50% de ácido linoleico, el 20% de proteína y el 100% de todos los minerales. Por cierto, el azúcar y la harina son los dos alimentos que más consumimos.

Consecuencias de la desnaturalización de los alimentos

El 40% de todos los cánceres tiene a la dieta, junto con los aditivos, como factor causante. De hecho, el 80% de los cánceres son provocados por factores perfectamente controlables: un 40% por la dieta y los aditivos, un 30% por el tabaco, un 3% por el alcohol, un 3% por la exposición al sol (en aumento) y un 4% por el contacto con ciertos químicos.

Las estadísticas nos indican que una de cada dos personas morirá de cáncer. En los años noventa, era uno de cada tres. Ahora sabemos que la enfermedad que mata a más gente —la cardiovascular— es también generalmente causada por la desnaturalización de los alimentos.

¿Entonces, en qué está fallando la dieta mediterránea, conocida como la dieta que mejor protege contra esta enfermedad?

Una dieta saludable juega un papel importantísimo como prevención y eliminación de los factores de riesgo. El estreñimiento está a la orden del día, y no es de extrañar que el cáncer de colon sea el segundo con mayor incidencia, más común entre las mujeres —la mujer normalmente es más estreñida que el hombre—. Pues bien, la causa principal del estreñimiento es el consumo de productos refinados. Como es obvio, la dieta en este caso está directamente relacionada.

El mayor problema del estreñimiento es que las toxinas fecales se reabsorben y entran de nuevo en circulación, con lo cual se produce un alto nivel de toxemia en el organismo y como consecuencia aumenta el riesgo de desarrollar una grave enfermedad degenerativa. Antiguamente el cáncer de colon era una enfermedad de ancianos pero hoy en día más de la mitad de los pacientes tienen menos de cuarenta años.

¿Qué es lo que más estriñe?

El pan blanco, los cereales refinados (pasta, arroz, etc.), la carne y las proteínas animales, el azúcar refinado, el exceso de alimentación, algunos medicamentos, el agua del grifo, las alergias a algún aditivo, una mala combinación de los alimentos, la alteración de la flora intestinal, los estimulantes, los astringentes y los vasoconstrictores (café, té negro, cacao y vino tinto). Una vida sedentaria, masticar mal o demasiado poco y una falta de enzimas digestivas son otros factores que se deben tener en cuenta.

¿Cómo se puede corregir el estreñimiento?

Consumiendo fruta fresca, vegetales cocidos y hortalizas en abundancia, cereales integrales, semillas de lino y fibras dietéticas hidrosolubles (avena, pectina de manzana), y yogur con bacterias vivas para regenerar la flora intestinal. Además, se deben combinar correctamente los alimentos, seguir una dieta hidratada que incluya zumos e infusiones, hacer deporte, no picar entre comidas (o al menos que sea con piezas de fruta fresca), practicar ayunos o monodietas de frutas de la temporada y suplementar la dieta con nutrientes.

Debido a que realmente no es tan factible comer solo alimentos biológicos, te recomiendo que complementes la dieta con suplementos nutricionales para cubrir cualquier deficiencia subclínica que sufras y para proteger a tu organismo de los posibles daños causados por los aditivos, pesticidas y otros productos químicos que se encuentran en casi todo

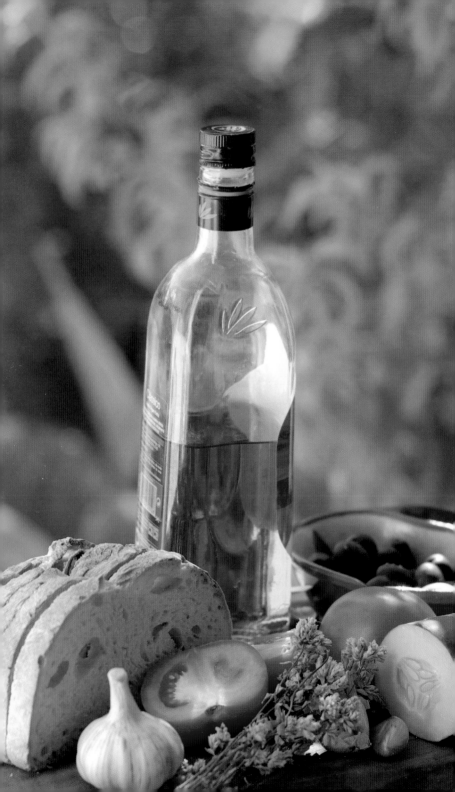

lo que comemos. Para facilitar una mayor protección, es necesario potenciar el funcionamiento del hígado como órgano de desintoxicación.

¡Hígado sano, cuerpo sano!

Un aporte de antioxidantes será nuestro aliado a la hora de neutralizar una reacción en cadena de radicales libres cuando ingerimos fuentes oxidantes o nos exponemos a ellas. Me refiero a la luz solar, los aceites fritos, las sustancias químicas, los alimentos preparados, los metales pesados, el estrés, el alcohol, el tabaco, la contaminación ambiental y un largo etcétera.

Un multinutriente de alta potencia

Un complejo antioxidante, Vitamina C, protector hepático: silimarina, cúrcuma, alcachofa y aminoácidos azufrados (L-Metionina y L-Cisteína). Además, debes formarte para no cometer los errores más típicos que pueden conducirte a la tumba por ignorancia o información incorrecta.

¿POR QUÉ COMBINAR CORRECTAMENTE LOS ALIMENTOS?

Combinar de forma adecuada los alimentos permite una mejor digestión, una correcta asimilación, una adecuada evacuación intestinal y una desintoxicación continuada. De este modo se alcaliniza el organismo y se evita la inflamación, el dolor y las enfermedades degenerativas.

Una digestión demasiado lenta y laboriosa seguida de una tardía evacuación provoca una reabsorción de las toxinas fecales y como consecuencia la fabricación de más grasa que quedará almacenada en el organismo.

Si no se le proporciona un descanso fisiológico al aparato digestivo, el cuerpo no puede desintoxicarse de forma continua, por lo que se inflama, se acidifica y presenta una tendencia a desequilibrarse y enfermar.

Los órganos de desintoxicación son los riñones y el hígado. Si ambos no funcionan correctamente, resultará muy difícil perder peso. El secreto para conseguir el peso ideal, una sensación de bienestar intestinal y una mejora de la salud a todos los niveles radica en la práctica de la correcta combinación de los alimentos.

NO COMBINAR JAMÁS:

ALMIDONES Y FÉCULAS CON ÁCIDOS: Los ácidos inhiben la secreción de la enzima ptialina. Como resultado, la digestión de los almidones se ve alterada e incompleta y ocasiona fermentaciones anormales en el duodeno. Por ese motivo no se debe aliñar con vinagre ni limón cuando en un menú se incluye un almidón o fécula (pan, patatas, arroz, garbanzos, etc.). Tampoco se deben unir en una misma comida las frutas muy ácidas con el plátano.

PROTEÍNAS FUERTES CON ALMIDONES FUERTES: Las proteínas se digieren en un medio ácido en el estómago, mientras que los almidones y las féculas precisan un medio alcalino para su digestión. Inmediatamente después de ingerir una proteína se segregan los ácidos gástricos para la activación de la pepsina, lo que ocasiona la paralización de la digestión de los almidones. Eso significa que no son compatibles en una misma comida la carne y las patatas o el pescado y el arroz o una tortilla de patatas.

FRUTAS DULCES Y AZÚCARES CON PROTEÍNAS: Las frutas dulces son de muy fácil y rápida digestión y por lo tanto no permanecen en el estómago ni siquiera treinta minutos. Las proteínas, por el contrario, requieren de varias horas para su digestión. Como consecuencia, si se comen juntos, los azúcares quedarán retenidos en un medio húmedo y caliente, dando como resultado una fermentación anormal. El yogur y el requesón se consideran una excepción, por estar predigeridos.

AZÚCARES CON GRASAS: Las frutas muy dulces y la desecada se digieren muy rápidamente, mientras que los alimentos ricos en grasas tienen un proceso de digestión muy lento. El resultado es el mismo que en el caso anterior.

FRUTAS MUY DULCES CON OTRAS MUY ÁCIDAS: Por ejemplo, el plátano, la uva y el melón no combinan bien con el kiwi, el limón y la piña, aunque sí se puede tomar un zumo de fruta ácida media hora antes de comer frutas dulces. En general las frutas ácidas van mejor por la mañana y las dulces a mediodía y para la cena.

VEGETALES SALADOS Y AMARGOS CON FRUTAS MUY DULCES: El ajo, la cebolla, el rábano, el apio, el perejil, etc., tienen distinto tiempo de digestión que las frutas muy dulces, por lo que consumirlos juntos conduce a una fermentación. La excepción está en las frutas muy ácidas o poco azucaradas, como el kiwi, el limón, el pomelo y la piña, que sí combinan bien con las hortalizas y las ensaladas. Por ejemplo, se puede combinar kiwi, piña o limón en una ensalada, siempre que no haya ningún almidón en el mismo menú.

AGUACATES CON FRUTA DULCE Y AZÚCARES: El aguacate se combinan bien con ensaladas, fruta ácida y almidones, pero mal con fruta dulce y azúcares. Los aguacates son una de las mejores fuentes de grasa y proteína, pero son un alimento fuerte, por lo que no se debe abusar de ellos ni combinarlos con frutos secos, semillas y otras proteínas fuertes.

TOMATES CON FRUTAS MUY DULCES NI MUY ÁCIDAS: Aunque habitualmente se consideran una fruta ácida, los tomates que se cultivan en España apenas tienen acidez, especialmente si se comen bien maduros, por lo que soy partidaria, considerando su gran riqueza enzimática, de consumirlos con almidones y proteínas, pero nunca con frutas muy dulces ni muy ácidas. El tomate bien maduro no debe faltar en ninguna ensalada por su gran valor alcalinizante. Los verdes hay que dejarlos madurar hasta que estén rojos, por su alto contenido en tomatina, una sustancia tóxica.

DOS FÉCULAS O ALMIDONES DISTINTOS EN LA MISMA COMIDA: Esta es una de las peores combinaciones y, a pesar de ello, de las más practicadas. Por ejemplo, arroz con lentejas, potaje de lentejas y patatas, pan para «mojar» en un plato con patatas, arroz, legumbres, etc., o un bocadillo de tortilla de patatas.

DOS PROTEÍNAS DE DISTINTA NATURALEZA: La putrefacción que ocasiona la mala digestión de las proteínas es una de las fuentes de mayor toxemia. Debemos evitarla a toda costa. La combinación de dos proteínas muy similares puede considerarse aceptable, como por ejemplo yogur en una salsa dentro de un menú en el que también se incluya algo de queso.

ALGUNOS EJEMPLOS DE MALA COMBINACIÓN DE ALIMENTOS
Pan y patatas
Pan y arroz
Pan y garbanzos
Kiwi y plátano
Tomate y limón
Lentejas y arroz
Lentejas y patatas
Huevos y patatas
Plátano y limón
Jamón y melón
Carne y patatas
Pescado y arroz
Higos y nueces
Vinagre o limón en la ensalada con pasta, arroz o patatas
Leche y pan
Dátiles y almendras

ALGUNOS EJEMPLOS DE BUENA COMBINACIÓN DE ALIMENTOS
Pan o pasta con aguacate
Fruta de cualquier tipo (uvas, peras, plátano etc.) con yogur o requesón
Patatas con verduras
Huevos con pan dextrinado
Pescado con limón
Carne con piña natural o papaya fresca
Ensaladilla rusa pero sin atún
Fruta con pan dextrinado
Fruta no ácida con copos de avena
Ensalada de hortalizas frescas SIN vinagre, con arroz (almidón)
Ensalada de hortalizas frescas CON vinagre, con setas (proteína)

ALGUNOS EJEMPLOS DE BUENA COMBINACIÓN DE ALIMENTOS
Uvas con castañas
Fresas con miel y nata montada
Yogur con muesli
Quinoa con verduras salteadas

LAS GRASAS EN LA DIETA

Cuando se pronuncia la palabra «grasas», todo el mundo en seguida pone cara de horror, como si se tratase de una epidemia mortal —aunque quizás lo sea para los obesos y esas personas que se pasan la vida a dieta para bajar unos kilos—. Sin embargo, cuando uno está informado, dejan de ser un problema. Se puede disfrutar de ellas, variando, saboreándolas y sin miedo a engordar.

No abusar

Todo es cuestión de equilibrio y sabiduría. En la dieta existen diferentes tipos de grasas y casi todas son admisibles en las cantidades correctas. Por supuesto, los abusos no conducen a buen fin con ningún alimento, así que te daré unos trucos para sobrevivir a la grasa.

Grasas saturadas

Las grasas más dañinas, es decir, las saturadas —presentes en los productos animales como la carne y los lácteos y en los vegetales como el aceite de palma y el de coco—, se deben restringir, ya que pueden aumentar el nivel de colesterol en sangre y el riesgo de padecer enfermedades cardiovasculares. No cabe duda alguna de que hay que limitar su ingesta y a la vez compensar con una dieta rica en antioxidantes.

Es recomendable acompañar una comida de carne con una buena ensalada e incluir en ella abundante ajo crudo o cebolla y un plato exquisito llamado chucrut, para facilitar la digestión y la eliminación de los residuos tóxicos de la carne.

Es necesario entender que a veces no es la grasa en sí misma lo que provoca el problema, sino su oxidación. El colesterol no es dañino si no se oxida. Las grasas, de la misma forma, tomadas con moderación y con alimentos apropiados, no tienen por qué hacer daño.

La silimarina al rescate

Un truco aconsejable para los adictos a la carne (sea ternera, ave, cordero, cerdo, embutidos, etc.) es tomar un extracto herbario llamado silimarina para apoyar el funcionamiento del hígado y la vesícula biliar a fin de emulsionar y digerir correctamente las grasas, evitar la intoxicación y facilitar la eliminación de los desechos después de la digestión. De esta forma el hígado no se resentirá y el tracto digestivo podrá realizar una digestión eficiente, por lo que se evitarán todas las molestias que pudiera ocasionar una digestión incorrecta.

Benditas enzimas digestivas

Si aun así la digestión es pesada, se puede probar a tomar enzimas digestivas al mismo tiempo. No hay alimento que se resista a su impacto. De este modo se evitan las flatulencias, el estreñimiento y la sensación de hinchazón abdominal. La digestión se hará en el tiempo correcto y la evacuación intestinal será muy satisfactoria.

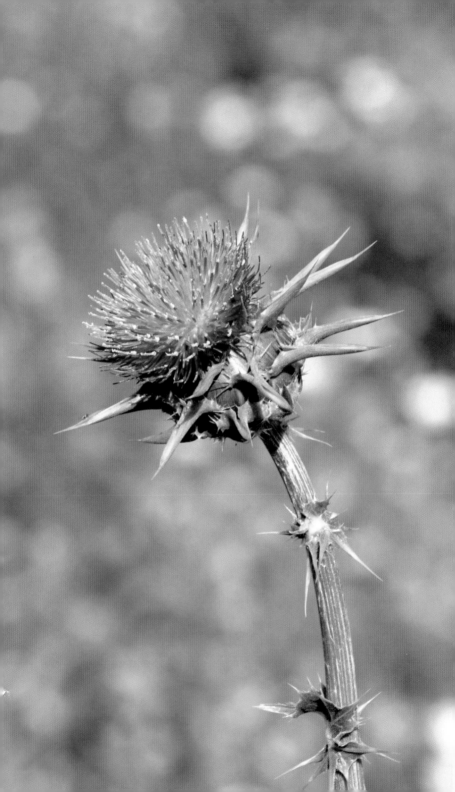

Grasas insaturadas

Las fuentes más importantes de las grasas insaturadas (y poliinsaturadas) del reino vegetal son principalmente las nueces, las almendras y otros frutos secos. Las del pescado también suelen ser insaturadas. Este tipo de grasas y aceites, especialmente el aceite de oliva, son sin duda más saludables siempre y cuando no se expongan a altas temperaturas en la cocción, ya que algunos de estos aceites son poco estables y se oxidan con mayor facilidad. Una grasa o aceite oxidado es un peligro para el organismo.

Del mismo modo, algunos aceites vegetales —como el de lino o linaza y el de germen de trigo— se oxidan al exponerse al aire y por ese motivo se venden en botellas más pequeñas, y se recomienda consumirlos en poco tiempo y guardarlos en la nevera una vez abierto el envase.

El pescado azul

Con respecto al pescado azul, rico en omega 3, su cocción es sumamente importante a fin de que sea beneficioso para la salud y no un peligro. Es preferible no freírlo y menos a las altas temperaturas a las que se suele someter para que quede crujiente. De esa forma se degradan los aceites y se produce una muy fácil oxidación. La mejor opción es hacerlo al horno con zumo de limón, hierbas frescas y un chorro de aceite de oliva de primera presión en frío.

Si no te gusta el pescado, siempre está la alternativa de las cápsulas de aceite de pescado para conseguir los beneficios del omega 3 de manera segura y práctica. El limón, la cebolla cruda y el chucrut son buenos acompañantes para un plato de pescado.

Quesos, mantequilla y margarina

Cuanto más añejo el queso, menos agua tiene y más concentradas son sus grasas y colesterol. El queso fresco o requesón (mejor todavía si es de cabra) es una mejor opción, pero cuidado con no sobrepasar los cien gramos, ya que más cantidad sobrecargaría el hígado.

La mantequilla es preferible a las margarinas industriales, ya que estas últimas llevan grasas hidrogenadas, altamente cancerígenas. Hoy en día se venden margarinas más saludables en los centros de dietética, algunas a base de aceite de palma (grasa saturada) y no de aceites hidrogenados. Es una buena alternativa para los alérgicos a la leche.

La leche de vaca

La leche de vaca es rica en calcio, pero una vez entra en el tubo digestivo humano, la gran mayoría en forma de fosfato de calcio, se elimina a través de las heces fecales. Solo una pequeña parte es absorbida. El calcio asimilable lo aportan en cantidades suficientes las hortalizas, las legumbres secas, los frutos secos y las verduras. Eliminar de la alimentación la leche animal no provoca carencia de calcio.

Hay que añadir que la leche, además de contener una gran carga hormonal, puede estar contaminada por otros productos, sin olvidar que hoy se enriquece tanto la leche como los productos lácteos con aditivos, vitaminas y minerales sintéticos, y en algunos casos con grasa de animales distintos. Debido a que la leche sola es de muy difícil digestión, es preferible evitarla por completo o al menos sustituirla por yogures naturales, que se digieren con mayor facilidad. La leche suele interferir en la digestión de otros alimentos que se ingieren en el mismo momento, así que mejor dejarla para el ternero.

El aguacate

Esta fruta oleaginosa es una fuente rica en vitamina E y un alimento exquisito. Una ración es la mitad de una pieza. Se puede añadir a las ensaladas, o usar como mantequilla encima del pan o en bocadillo con otras hortalizas. El guacamole es una salsa bien conocida, ligera y fácil de digerir, a base de aguacate, tomate, ajo, aceite y limón. Es muy nutritivo para acompañar los platos de carbohidratos (mejor sin limón en este caso).

Las semillas

Todas las semillas oleaginosas (frutos secos, semillas de girasol, de calabaza, etc.) deben consumirse crudas y frescas, ya que cuando se someten a un proceso de calor se oxidan con facilidad. Debes saber que para disfrazar el sabor a rancio les añaden sal y aditivos o potenciadores de sabor. Además, con el tiempo se produce un moho invisible altamente cancerígeno llamado aflatoxina. Es preferible tostarlos en el momento que uno desee comerlos para evitar una intoxicación inmediata o gradual. Los cacahuetes suelen ser los más «sospechosos» de aflatoxinas. De ahí la muerte súbita de niños pequeños en Estados Unidos a causa de la famosa «mantequilla de cacahuete» que tanto se consume en ese país.

PREVENIR LA RETENCIÓN DE LÍQUIDOS
¿Más o menos agua?

La retención de líquidos es a menudo un problema causado por no ingerir suficiente agua. Ciertas dietas de

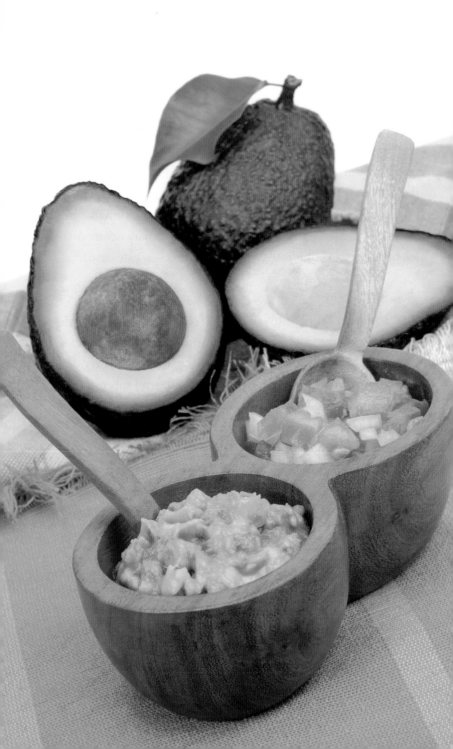

adelgazamiento a menudo cometen el gran error de eliminar precisamente los alimentos que hidratan el cuerpo. Además, determinados fármacos diuréticos y otros medicamentos pueden deshidratar. Tal vez el único problema sea algo tan simple como que no estás bebiendo suficiente agua.

Si el cuerpo no dispone de bastante agua, los niveles de fluidos se desequilibran, con lo cual empieza a retener más líquido en un esfuerzo por compensarlo. Por supuesto, no hay que abusar de los fármacos diuréticos, que no dejan de ser sustancias químicas y sintéticas. Los diuréticos de la naturaleza no producen los mismos efectos adversos, como la disminución de potasio y otros minerales, que terminará causando fatiga y debilidad muscular.

Los síntomas más comunes de la retención de líquidos son la hinchazón de manos, pies, tobillos y vientre, y sus causas son las siguientes:

- Exceso de sal, carnes rojas y glutamato monosódico (potenciador de sabor artificial).
- Infección de riñón o vejiga.
- Hipotiroidismo.
- Efecto adverso de ciertos medicamentos.
- Agotamiento de las glándulas suprarrenales (estrés).
- Deficiencia de proteínas o complejo de vitaminas B.
- Cambios hormonales (sobre todo estrógenos).
- Cambios climáticos.
- Alergias.
- Mala circulación.
- Deficiencia de potasio.
- Reacción a los corticosteroides.

- Obesidad.
- Estreñimiento.
- Falta de ejercicio.
- Dietoterapia.

Es importante saber que la prevención de este trastorno se encuentra en mayor o menor grado en manos del afectado, que puede tomar las medidas necesarias para eliminarlo, paliarlo o prevenirlo. Muchos factores se pueden controlar fácilmente a través de la dieta, unas pautas básicas de ejercicio y prácticas de hidroterapia.

La mejor manera de prevenir o eliminar la retención de líquidos es seguir los siguientes pasos:

La dieta

- Reducir la ingesta de sal.
- Evitar los alimentos altamente refinados, como el pan blanco, el azúcar blanco, la pasta blanca, el arroz blanco, etc.
- Disminuir la ingesta de carnes y productos lácteos, que suelen aumentar la demanda de agua para disolverse.
- Beber de seis a ocho vasos de líquidos al día, sea agua o en forma de infusiones. El agua no debe ser del grifo, sino embotellada o preferiblemente destilada (no la de planchar, que es agua desionizada y no apta para beber). También puedes beber otros líquidos, como zumos de frutas o vegetales recién exprimidos. De esta forma se logra que las funciones vitales se desarrollen con fluidez, los desechos se eliminen eficazmente y se suprima un exceso de apetito.

◆ Comer en abundancia frutas y hortalizas frescas, que permiten aumentar el contenido de agua sin densidad.

◆ Ingerir a diario una gran ensalada de hojas verdes con pepino, perejil y apio mezclados con los demás ingredientes. Producen un efecto diurético natural.

◆ En verano si uno sigue una dieta bien hidratada y practica ejercicio, puede eliminar la pesadez que acompaña a la retención de líquidos. Frutas que favorecen el proceso son la sandía, las fresas, el melón, la pera, las cerezas y las uvas.

◆ Si es posible, dar paseos por la playa entrando y saliendo del agua y caminando sobre las diferentes densidades de la arena. Ambas prácticas estimulan la circulación.

◆ En la ducha, una vez has terminado con el agua caliente, aplícate un choro final de agua fría sobre las piernas.

Fitoterapia y circulación sanguínea

Algunas plantas favorecen la circulación en general y otras son efectivas para ciertos vasos sanguíneos:

◆ El espino blanco favorece las arterias y es indicado en trastornos del corazón.

◆ El castaño de Indias beneficia las venas y es ideal en casos de varices y hemorroides.

◆ El ginkgo biloba favorece los capilares y la circulación en las extremidades y el cerebro.

◆ También existen algunas especias que mejoran la circulación cuando se tiene frío en las extremidades, entre ellas el jengibre y la canela.

Cualquiera que sea tu elección, lo importante es que notes alivio y que puedas llevar una vida normal y sin molestias. Lo ideal es cortar el problema desde su raíz si ya existe o, mejor aún, prevenirlo.

¡El ejercicio es imprescindible!

Permanecer largas horas sentado no va a mejorar el problema. Hay que salir a pasear, nadar, montar en bicicleta y cuando se pueda, poner las piernas en alto. Después del ejercicio, nada mejor que una ducha calentita terminando con un refrescante chorro de agua fría desde las rodillas hacia abajo, luego vestirse y tomar un buen plato de frutas frescas o ensalada de hortalizas. No hay mejor receta para liberarse de un peso innecesario..., el peso del agua, bendita agua.

CONSEJOS SOBRE ALIMENTACIÓN

Si deseas mantener o recuperar la salud y sentirte bien, aquí tienes unos consejos que te ayudarán a lograrlo:

- Aumentar el consumo de alimentos crudos: frutas, hortalizas y germinados.
- Respetar la compatibilidad de los alimentos.
- No comer nitritos —cerdo y derivados.
- Eliminar la grasa de la carne, ya que los residuos químicos se concentran allí.
- Evitar frituras y no reutilizar el aceite, pues ya está oxidado.
- Emplear aceites prensados en frío y sin refinar.
- No consumir grasas hidrogenadas (margarinas ni comidas preparadas), ya que son cancerígenas, a excepción de las margarinas de dietética.

- Utilizar fuentes óptimas de grasas, como el aguacate, el aceite de oliva y las semillas oleaginosas, entre otras.
- Huir de productos que no especifiquen el aceite utilizado. El «aceite vegetal» que aparece en muchas etiquetas normalmente es de coco o de palma, que es saturado y debe evitarse.
- El aceite de germen de trigo comienza a ponerse rancio una semana después de ser extraído. Asegurarse de que la fecha de fabricación sea inferior a un mes y guardarlo en la nevera. Comprar solo botellas pequeñas.
- Preferiblemente, preparar las harinas en casa con un molinillo y consumirlas en tres días, ya que la harina empieza a enranciarse desde el mismo momento que se muele. Evitar el germen de trigo.
- Eliminar el azúcar refinado, el azúcar moreno y los edulcorantes artificiales, igualmente dañinos, como el sorbitol, la fructosa, la lactosa y el aspartamo. El azúcar blanco se puede sustituir por miel, melaza de caña, stevia o sirope de agave.
- Sustituir o limitar la sal (ya sea de cocina, marina, refinada o de régimen) por especias, sobre todo ajos, cebollas, perejil, salvia, clavos de olor, romero, orégano, etc., que contienen potentes antioxidantes. O al menos usar sal del Himalaya.
- Evitar el estreñimiento y la putrefacción intestinal. Esto se logra respetando la compatibilidad de los alimentos. La putrefacción intestinal es uno de los principales desencadenantes de los radicales libres y está implicada en el cáncer intestinal, entre otros.

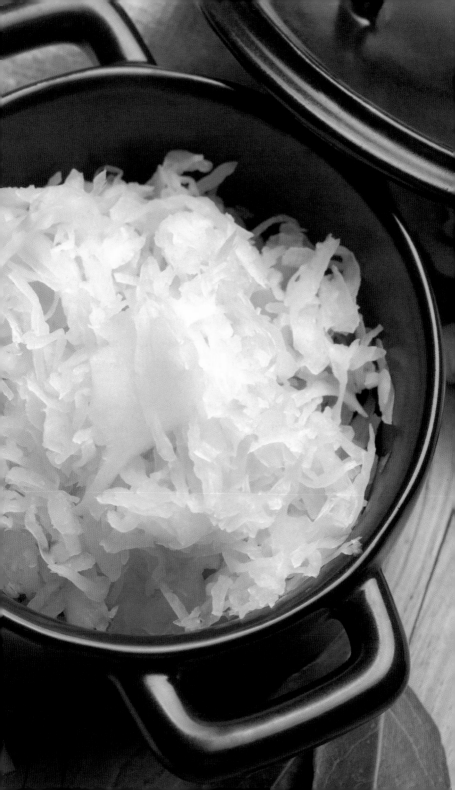

Preparar infusiones con albahaca, menta, romero, hinojo, salvia, tomillo, orégano y canela, así como consumir ajo, cebolla, cebollino, yogur con semillas de lino y chucrut, constituye un método excelente para inhibir los procesos de putrefacción y corregir el estreñimiento. La fibra asegura un tránsito intestinal rápido para que las toxinas se eliminen antes de que se adhieran a las mucosas del tracto digestivo. Las fibras de avena, psylluim y pectina son las más efectivas, ya que absorben las toxinas, se hinchan y producen una gelatina que favorece el deslizamiento de las heces.

- Evitar los alimentos curados, que contienen nitratos y nitritos, los cuales se convierten en NITROSAMINAS, una de las posibles causas del cáncer. Carnes ricas en estas sustancias son el beicon, las salchichas, la carne picada, el jamón cocido y los embutidos. Son además muy grasos y altos en ácido úrico. Las proteínas animales más toleradas son el cordero y el cabrito, que aún no han tenido tiempo de acumular toxinas, además del pollo y el pavo de granja.

- Evitar el pescado de gran tamaño, ya que suele acumular mucho mercurio, y eliminar por completo de la dieta el marisco y los moluscos. Si se comen en alguna ocasión, es recomendable aumentar el consumo de antioxidantes sobre todo de selenio y ácido alfalipoico, para eliminar el mercurio y ayudar al hígado a limpiar las toxinas. Acompaña los platos de pescado con mucho ajo crudo.

- Reducir la toma diaria de proteínas a un mínimo de veinte o treinta gramos y un máximo de cuarenta y

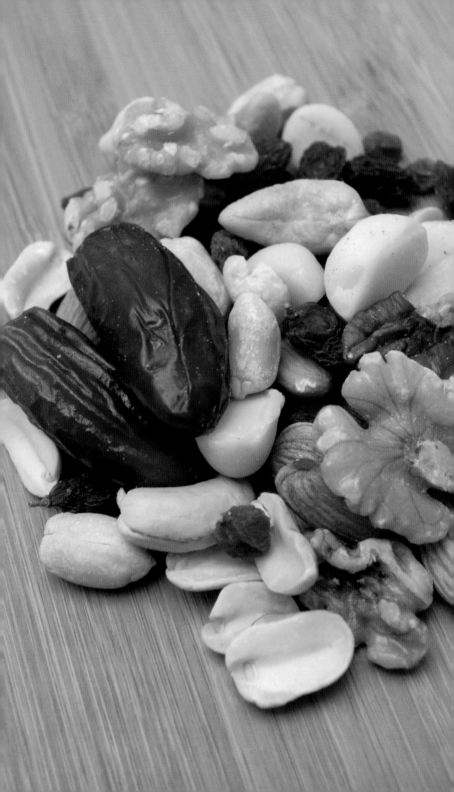

cinco (la necesidad proteica recomendada). El abuso de proteínas, sobre todo de origen animal, aumenta la necesidad de varios nutrientes, especialmente de calcio. ¡Raras veces una vegetariana padece de osteoporosis!

♦ Evitar la LECHE, con la excepción de yogur, kéfir, requesón, quesos frescos artesanales, y mantequilla y nata en menor cantidad. En estos productos lácteos muchos de los efectos negativos de la leche desaparecen casi por completo. Son una fuente excelente de proteínas de alto valor biológico y fáciles de digerir. La leche de cabra es más afín al hombre y se tolera bien en casos de artritis, al contrario que la de vaca.

♦ No olvidar las LECHES VEGETALES, elaboradas en casa a base de frutos secos, cereales, semillas o chufas. También hoy día ya existen preparadas para mayor comodidad, por ejemplo la de almendra, soja, sésamo, lino o avena, pero búscalas sin azúcar añadido.

♦ La LECITINA es la mayor fuente de COLINA de que disponemos, y desempeña un papel importante en la eliminación de medicamentos y sustancias nocivas del hígado. La hipertensión, el endurecimiento de las arterias y la cirrosis hepática pueden desencadenarse como consecuencia de una carencia de colina durante un largo período de tiempo. Cuanto más alcohol, café y azúcar se consume, tanta más colina necesitamos.

♦ Comprar HUEVOS BIOLÓGICOS, ya que no contienen ARSÉNICO, una sustancia que se utiliza para curar a las gallinas, eliminar parásitos y estimular la producción de huevos. Las gallinas no biológicas reciben dosis

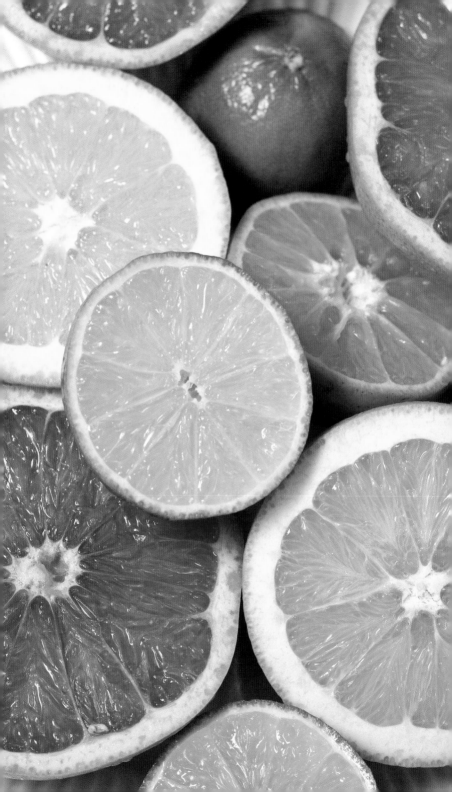

masivas de hormonas y piensos sintéticos, no hacen ejercicio, padecen osteoporosis y por ello sus huevos resultan de dudosa calidad.

◆ El color de la piel de las naranjas, el pomelo y demás cítricos no nos sirve de guía para comprar productos de calidad y en perfecto estado de madurez, a no ser que vengan de un cultivo biológico fiable. Se inyectan tintes en la piel de los cítricos para darles un color y un brillo que les hará parecer atractivos a los consumidores. Esto, junto con la gran variedad de pesticidas, hace que nunca debamos utilizar la piel de estas frutas para preparar mermeladas, dulces o zumos.

◆ Las patatas son muy ricas con su piel, pero cuando este tubérculo está creciendo, se usan pesticidas muy fuertes para matar diversas plagas que pueden quedar residualmente en la piel por mucho que se limpien o restrieguen. Mejor comprar patatas biológicas. Si comes fuera de casa, no te olvides de llevar contigo lecitina de soja, antioxidantes, silimarina, enzimas digestivas y té verde, ¡todo ello para tu máxima protección! Y no olvides combinar bien los alimentos. Una buena ensalada y pasta o arroz, o pescado o carne; verduras, si están incluidas en la carta, por ejemplo alcachofas o pimientos, y un yogur de postre si no hay manzanas o piña fresca; y finalmente una infusión de menta, té verde o manzanilla ayudará a sentar la comida, pero ¡no con agua de grifo! El té verde NO estimula ni sube la tensión como el negro. Se puede beber incluso de noche. Es conveniente tomar una o dos cucharadas de salvado de lino antes de una comida de carne o pescado, ya que estos estriñen y su digestión es muy pesada.

♦ Evitar comprar vegetales y frutas en bandejitas o envasados. No solamente han perdido sus nutrientes sino que además están tratados con aditivos químicos para evitar que pierdan su color o se descompongan. Comer únicamente lo que ofrece la estación del año. Una naranja en verano no contiene nada de vitamina C.

♦ Cocinar los vegetales al vapor cuando sea posible, y para sopas y estofados utilizar únicamente agua de botella o destilada, no del grifo. El cloro y el plomo destruyen los nutrientes. Los venenos del agua también serán absorbidos por los purés, el arroz, las legumbres secas, etc., de larga cocción y se concentrarán más, ya que con el vapor el agua destilada se evaporará.

♦ Los refrescos gaseosos desmineralizan los huesos, provocando osteoporosis y varias enfermedades debidas a la acidificación del organismo. El ingrediente culpable es el ácido fosfórico (E338), un verdadero ladrón de calcio. En estas bebidas se encuentran además otros ingredientes dañinos, sin hablar del azúcar blanco refinado o los colorantes, aromatizantes y edulcorantes sintéticos. Algunos de los aditivos que incluyen son derivados del alquitrán, otro agente cancerígeno. Cuando estas bebidas se toman con la comida, provocan fermentaciones y putrefacciones anormales que interfieren en la correcta asimilación de los nutrientes. Los que se comercializan como *light* contienen edulcorantes potencialmente cancerígenos. El aspartamo es el peor de ellos. Su consumo está relacionado con las enfermedades autoinmunes, como la esclerosis múltiple, el lupus, la artritis reumatoide, etc.

- Acostumbrarse a leer las etiquetas de todo, formarse un criterio propio y aprender a discriminar.

- La primera lección para comer sano es no dejarse llevar por la publicidad. Si es tu costumbre consumir aquellos alimentos o bebidas que se anuncian más frecuentemente en la televisión, la radio, revistas, etc., debes considerar que gran parte del dinero que pagas por ello va destinado únicamente a los anuncios y no a la calidad del producto. La mejor publicidad es una información clara y honesta en las etiquetas y anuncios, que tenga por finalidad informar al consumidor y no condicionarlo en sus hábitos.

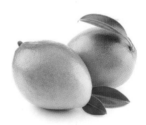

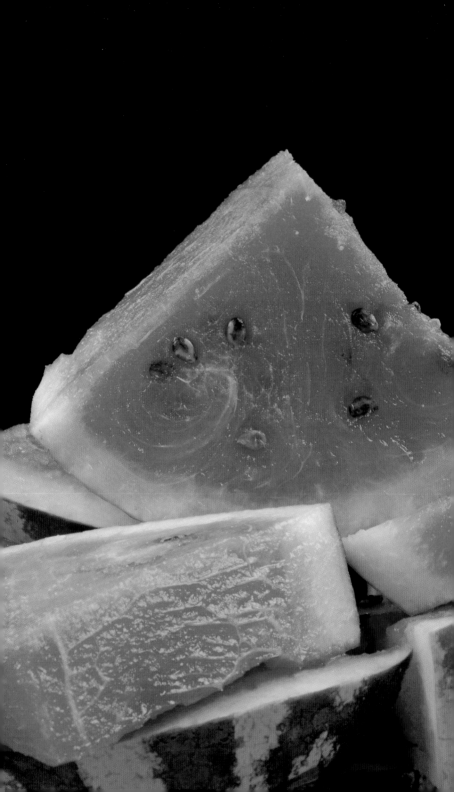

4

MONODIETAS, AYUNOS Y ENEMAS

LAS MONODIETAS

Las monodietas de fruta o curas estacionales consisten en comer un solo tipo de fruta, según la estación. Lo mejor es que sean orgánicas, sin tóxicos ni químicos, ya que lo importante es limpiarse de esos agentes dañinos.

Uno mismo tiene que graduar la cantidad que ingiere, según su apetito, estado de salud y de ánimo, trabajo, etc. En caso de sentir molestias digestivas, puedes reducir la cantidad hasta que desaparezcan; así determinarás la cantidad máxima que debes tomar de una sola vez y también el número de comidas que has de hacer durante los días que dure la cura.

Es preferible ingerir una menor cantidad y hacer un mayor número de comidas al día, ya que de este modo se facilita la digestión y la función depurativa. En general, si se consume en exceso una sola vez, uno puede sentir pesadez y estar tentado a abandonar la cura. Y es importante no romper la monodieta bruscamente.

¿Cómo entrar y salir de una monodieta o cura estacional? Uno o dos días antes de iniciarla, solo se debe comer fruta fresca y vegetales durante todo el día y beber agua mineral o destilada —recuerda, nunca del grifo—. Cuando se termine, se debe comer únicamente fruta el día siguiente, lo que ayudará a nuestro organismo a adaptarse. Lo ideal sería un día a base de fruta variada de la estación, al día siguiente añadir hortalizas y verduras cocidas, al tercer día cereales y harinas, y finalmente el cuarto día se vuelve a la normalidad con una dieta sana y equilibrada.

Cura de NARANJAS

En invierno, la cura ideal es la de naranjas, que consiste en diez días como máximo comiendo y bebiendo únicamente naranjas. Se empieza con tres en una comida y posteriormente se irá aumentando a cuatro, cinco, seis..., según la tolerancia de cada uno. Se debe consumir un mínimo de dos kilos diarios y un máximo de cuatro, ya que un hígado o un intestino poco acostumbrado puede sentir molestias o pesadez.

Nunca tomes las naranjas ni su zumo recién sacados de la nevera, ya que el frío congestiona la mucosa estomacal. En invierno es incluso aconsejable templar el zumo, especialmente en ayunas, ya que si se bebe frío puede molestar al hígado, los intestinos y el estómago, inhibiendo la capacidad digestiva y destemplando el organismo.

Los beneficios que nos aporta la naranja son numerosos, entre ellos:

⬧ Posee un alto contenido en vitamina C y sesenta tipos de flavonoides que, además de impedir las infecciones en nuestro cuerpo, refuerzan las paredes celulares.

⬧ Contiene pectina, una fibra soluble que ayuda a reducir el nivel de colesterol nocivo en la sangre.

⬧ Es rica en fósforo, que ayuda en la formación de huesos y que aumenta la memoria al restaurar el sistema nervioso.

⬧ Previene calambres y fortalece los músculos, gracias a su contenido en sodio, potasio y magnesio.

⬧ Es una fuente de calcio —que fortalece y repone los huesos— y magnesio —que permite la fijación del calcio.

Cura de UVAS

La monodieta de uvas dura tres, siete o veintiún días, durante los cuales debes consumir tanto la pulpa como la piel y las semillas. Si sufres estreñimiento, es preferible la uva blanca, con piel y semillas. Si, por el contrario, tienes tendencia a la diarrea, decántate por la uva negra y abstente de comer las semillas. La uva moscatel no es recomendable para largas curas. Como en el caso de la cura de naranjas, se debe consumir entre dos y cuatro kilos diarios, incluyendo el peso de la piel.

Es necesario lavarlas abundantemente con agua antes de consumirlas, ya que se suelen rociar con productos químicos

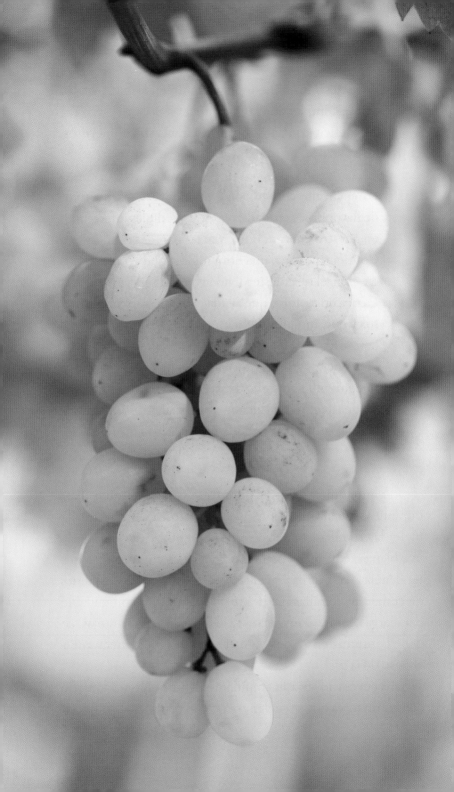

como el vitriolo azul, responsable de las manchas de color marrón que a veces presentan los frutos, en cuyo caso es mejor quitarles la piel. Para su correcta asimilación, se debe masticar cuidadosamente la uva y ensalivarla bien. En general las curas de uva hacen adelgazar, como resultado de la desintoxicación que producen.

Algunos beneficios de los muchos que puede ofrecernos son los siguientes:

- Expulsa el ácido úrico.
- Posee efectos antiinflamatorios y anticoagulantes.
- Es desintoxicante y depurativa.
- Es diurética y laxante (ayuda a la correcta eliminación).
- Forma anticuerpos, glóbulos rojos y glóbulos blancos.
- Interviene en el sistema nervioso, ayudando en casos de estrés.
- Mejora y fortalece la vista, la piel, los dientes y los huesos.
- Es alcalinizante y depurativa, por lo que mejora la salud al eliminar el medio ácido de nuestra sangre que permite la entrada a las enfermedades.
- Es hidratante.
- Presenta propiedades laxantes, regula los problemas de estreñimiento y tránsito intestinal.
- Su piel contiene un antioxidante natural que estimula la circulación y que contribuye a oxigenar todas nuestras células.
- Limpia el hígado, facilitando su función de drenaje de toxinas.

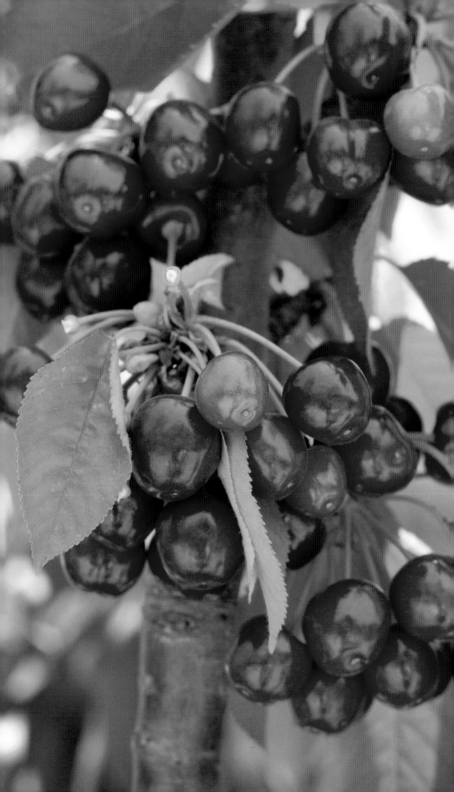

+ Disminuye la retención de líquidos, por lo que nos ayuda a eliminar la hinchazón y la sensación de pesadez.

+ Mejora el colon irritable, corrige las alergias y los problemas renales, y es estupenda para la piel, el pelo, las uñas y los huesos.

La monodieta de CEREZAS

Como en el caso de la cura de uvas, la de cerezas también dura tres, siete o veintiún días. Debes elegir siempre las más maduras e ingerir entre dos y tres kilos diarios como mínimo.

Los beneficios de la cereza son:

+ Un alto contenido en hierro —a ello se debe su intenso color rojo—, por lo que ayuda a las personas con anemia o falta de minerales en la sangre.

+ Ayuda al buen rendimiento y fortalecimiento de las funciones cerebrales, mejorando la memoria.

+ Vitaliza todo el organismo al regenerar las funciones excretoras y sanguíneas.

+ Contiene melatonina, que robustece la sangre y el corazón, por lo que es muy recomendada para personas con problemas de corazón.

+ Es diurética y depurativa.

+ Ayuda a eliminar líquidos, gracias a su contenido en potasio.

+ Es laxante y saciante, por lo que regula el tránsito intestinal.

+ Retrasa el envejecimiento de las células.

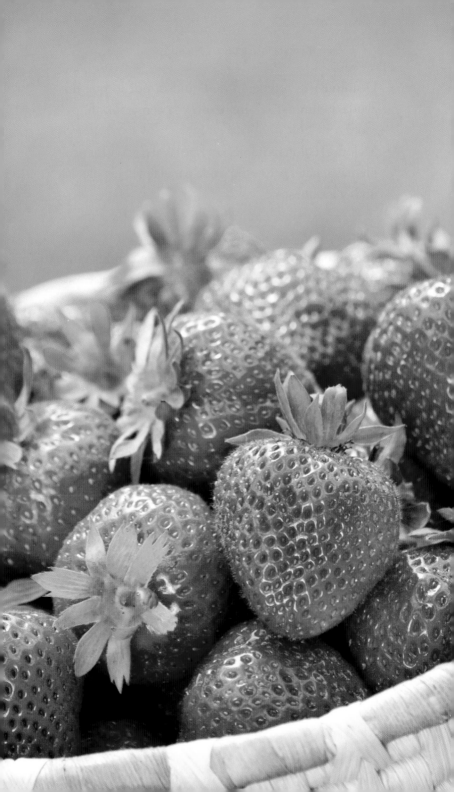

Monodieta de FRESAS

La cura de fresas durará tres o siete días. La ración indicada para cada comida oscila entre los trescientos y los quinientos gramos, pero puedes empezar por una cantidad menor. Lo indicado es ingerir dos kilos como máximo y uno como mínimo al día. Tienen que ser fresas biológicas. No comas las que son porosas en su interior y carentes de gusto; eso señala que han crecido con un exceso de abonos químicos. Lo normal es que si apareciera una urticaria, no sean las fresas las responsables sino los residuos amoniacales de la descomposición de sustancias orgánicas utilizadas como abono del fresal.

Algunos de los beneficios de la fresa son:

- Es rica en agua y tiene propiedades diuréticas, excelentes para quienes deseen perder peso y tengan tendencia a retener líquidos.
- Posee una gran cantidad de sales muy positivas para prevenir enfermedades cardiovasculares, degenerativas y también el cáncer.
- Contiene gran cantidad de ácido fólico, lo que la convierte en una fruta muy aconsejable para embarazadas.

Además de estas monodietas más largas, se pueden hacer monodietas de fruta un día a la semana, con una duración de treinta y seis horas, eligiendo cualquier fruta de la estación (sandía, melón, melocotón, mango, manzana, etc.). Se empieza desde la cena anterior hasta el desayuno del día siguiente.

Es importante masticar muy bien, ya que el primer proceso digestivo tiene lugar en la boca. Esto es muy relevante para la absorción, además de ayudar a sentirnos más saciados.

Monodieta de ARROZ ROJO

Para una depuración amplia del organismo, lo ideal es tomar la monodieta de arroz rojo tres días seguidos como mínimo —y hasta veintiún días en casos de cáncer, fuera del protocolo de quimioterapia—. Las reacciones de nuestro organismo pueden ser múltiples, pero ninguna debe considerarse negativa. Se deben utilizar productos ecológicos en todos los ingredientes, y optar preferentemente por el arroz rojo integral, aunque también se puede emplear arroz redondo integral o basmati integral.

Hay dos maneras de comer el arroz, ambas con las mismas cantidades. Una de ellas consiste en hacer cuatro comidas durante el día, es decir, desayuno, comida, merienda y cena, masticando como mínimo ochenta veces, hasta que el arroz se convierta en líquido en la boca. La otra es hacer bolas, que se consumen cuando se siente hambre desde el desayuno hasta la cena, masticando igual que en la forma anterior, un mínimo de ochenta veces, hasta acabar con el arroz de ese día. Las bolas serán de un tamaño aproximado a una pelota de ping-pong.

En el caso de optar por la primera forma de comer el arroz, se agrega gomasio (sésamo tostado en la sartén y sal marina), mientras que si optas por las bolas, se rebozan en el gomasio una vez hechas. Durante el tiempo que hacemos esta dieta solo se puede beber agua hervida, y únicamente si tenemos sed, sin excedernos.

Las cantidades necesarias por día son:

- Doscientos cincuenta gramos de arroz.
- Gomasio.
- Agua hervida.

El tiempo de cocción del arroz (ya sea rojo, redondo integral o basmati) es de veinte a cuarenta minutos, en una proporción de dos medidas de agua por una de arroz.

Nota: no se agrega aceite ni ningún otro ingrediente en la preparación mientras hacemos esta dieta; de lo contrario no obtendremos los resultados deseados. El gomasio ha de ser sin algas.

Para preparar el gomasio se necesitan:

- Doscientos cincuenta gramos de sésamo crudo y una cucharada sopera de sal marina sin refinar.
- Se tuestan las semillas de sésamo a fuego lento, y no demasiado. Una vez tostadas, se dejan enfriar y de forma manual se muelen en un mortero, hasta que quede una especie de arena gruesa. Se le añade sal y se envasa en un tarro de cristal. Ya está listo para usarse.

EL AYUNO
Ayuno de 3 días. Desintoxicación

DÍA 0
El día antes de iniciar el ayuno de tres días, solo se debe comer fruta fresca y vegetales, y beber agua mineral o destilada, pero no del grifo.

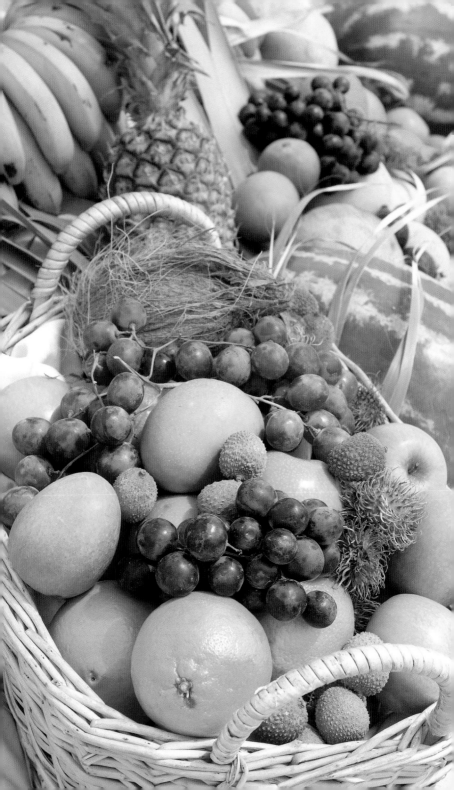

Días 1, 2 y 3

Durante el ayuno, en el que solo se ingiere agua, es recomendable un descanso total para que el cuerpo utilice toda la energía para curarse. Cuanto más descanses, mejor te sentirás en los días siguientes y mejores serán los resultados. Durante el ayuno puedes sentir un poco más de frío de lo normal, ya que el metabolismo disminuye.

Procura salir al sol veinte minutos al día. Te sentirás revitalizado. Muchas personas incluyen un enema como parte del ayuno, pero no es necesario, a no ser que el estreñimiento sea un problema; en este caso conviene estar a dieta de frutas y hortalizas los dos días anteriores al ayuno.

Durante el ayuno, lo ideal sería lavarse solo con agua tibia, y no usar perfume, lacas, desodorantes no naturales, jabones o cremas para la cara.

Día 4

Comer solo melón o piña durante todo el día y beber bastante agua.

Día 5

Comer frutas y hortalizas en abundancia y beber agua.

Día 6

Vuelta a la normalidad pero con ganas e inspiración para comer sano: frutas, vegetales, arroz y pasta integrales, frutos secos, semillas y legumbres. Evita al máximo los alimentos refinados y los procesados.

Nota: Los alimentos refinados o procesados pueden cambiar su sabor, su forma y textura, se les agregan o quitan sustancias, son sometidos a procesos térmicos o químicos para esterilizarlos, etc., todo ello normalmente para producir elementos más económicos y más fácilmente distribuibles o que duren más tiempo. En ese proceso, los alimentos pueden sufrir cambios irreversibles, tanto por dentro como por fuera. Intenta evitar siempre que puedas los alimentos procesados.

El semiayuno

Durante el ayuno las toxinas se movilizan y alcanzan niveles en sangre que pueden ser tóxicos para el sistema nervioso central. Si no llevas una dieta naturista, es aconsejable hacer un semiayuno con ayuda de silimarina y vitamina C, entre otros.

El semiayuno se lleva a cabo con zumos, caldos e infusiones, y puede aplicarse en muchas enfermedades de forma terapéutica, como la obesidad, la artritis, las alergias, la psoriasis, los eccemas, el asma, la depresión, la neurosis, los trastornos del apetito, etc. Su duración variaría entre los siete y los diez días. Los zumos vegetales pueden ser de apio, zanahoria y remolacha roja, infusiones naturales y caldos vegetales.

Enemas

Para preparar un enema, disuelve en un litro de agua zumo de limón, o dos cucharadas soperas de café orgánico soluble o un yogur bio. Se hierve el agua durante tres minutos y se deja reposar unos quince. Se cuela con un paño y se introduce en el irrigador. Es necesario esperar hasta que el agua esté tibia.

El cuerpo tiene que estar acostado sobre el lado derecho, y no olvides que el agua debe ser tibia, no caliente, y permanecer en el intestino entre quince y veinte minutos. Si sientes molestias, interrumpe la irrigación hasta que pasen, para poder retener un cuarto de litro. Si no puedes aguantar más, expulsa el agua y repite el proceso.

Se puede aplicar un enema a diario, empezando por el de limón y acabando con el de yogur, o por separado. Enriquecen la flora intestinal, y el de yogur es además un tonificante intestinal.

Lo que se pretende conseguir con un enema es limpiar el colon, y de esa manera:

◆ Promover una buena regularidad en las evacuaciones intestinales —de una a tres veces al día sería lo ideal.
◆ Aumentar el volumen de las heces.
◆ Crear más humedad para facilitar el tránsito intestinal.
◆ Arrastrar las toxinas y los productos de desechos que a veces se quedan adheridos a las paredes intestinales.
◆ Evitar la reabsorción de las toxinas.
◆ Favorecer la implantación de las bifidobacterias.
◆ Desinflamar.
◆ Desinfectar.
◆ Prevenir gases, espasmos y retortijones.
◆ Mejorar la absorción de los nutrientes.
◆ Evitar la proliferación de los microorganismos patógenos.

Las personas que sufren el síndrome del colon irritable (muchas suelen tener intolerancia a la lactosa), deberían incluir acidófilus y bífidus (ingerir yogures «vivos») para repoblar el intestino, ya que producen lactasa —la enzima que digiere la lactosa—, fibras naturales para arrastrar las toxinas y hierbas para calmar, descongestionar y desintoxicar.

Además, el extracto de alcachofa estimula la producción de la bilis, aliviando los síntomas del colon irritable y mejorando la digestión de las grasas —con lo que se nota menos dolor y malestar abdominal después de comer— y favorece un sano funcionamiento del hígado y de la vesícula biliar, entre otras cosas. También hay que tener en cuenta la raíz de jengibre para aliviar trastornos gastrointestinales, ya que es un potente estimulante digestivo, excelente para combatir náuseas, gases, hinchazón y malestar después de las comidas.

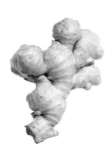

5

EL CÁNCER

Especialmente para personas con cáncer es de gran importancia adoptar una alimentación sana y libre de sustancias tóxicas. Una dieta sana y una correcta combinación de los alimentos produce una buena digestión y una fácil eliminación, y permite una desintoxicación continua. Es imprescindible alcalinizar al máximo el organismo con caldos vegetales, frutas frescas y verduras; permitir el descanso fisiológico del aparato digestivo, que causa un aumento de la energía vital, y seguir las indicaciones del capítulo 3, «Cómo como».

Es muy importante cuidar el hígado y los riñones, órganos vitales responsables de la desintoxicación: un hígado sano equivale a un cuerpo sano. De hecho, en Oriente los

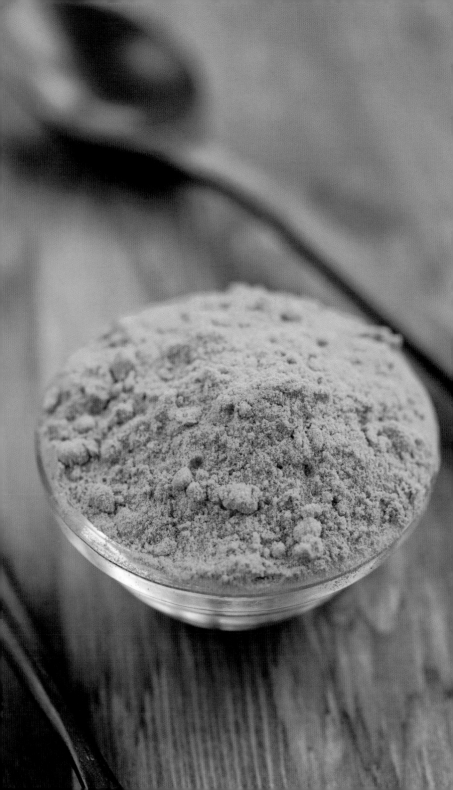

médicos siempre se centran primero en el tratamiento de los riñones antes de ocuparse de otros síntomas. Durante la quimioterapia estos órganos se sobrecargan, lo que dificulta la eliminación de los tóxicos. Debido a ello, el paciente se siente muy mal físicamente: dolor de cabeza, náuseas, vómitos, diarreas, mareos, decaimiento, depresión, etc.

Entre los alimentos y fitonutrientes que ejercen un efecto protector y anticancerígeno, se pueden citar los siguientes: ajo, cebolla, col, coliflor, brécol, jengibre fresco —no más de diez o quince gramos al día o dos gramos en polvo, ya que puede producir náuseas—, sopas y purés vegetales —muy alcalinizantes—, zumos vegetales —sobre todo de zanahoria y remolacha roja fresca con manzana y jengibre fresco—, y zumos de frutas de la estación y la fruta entera para hidratar el cuerpo al máximo, refrescar y desinflamar el intestino y así despejar los órganos vitales.

Se debe tomar, asimismo, vitamina C, antioxidantes, acidófilus y bífidus para la flora intestinal, fructo-oligosacáridos (FOS), EPA en forma de aceite de linaza y silimarina para desintoxicar el hígado.

Lo más destacado en el tratamiento específico del cáncer son las:

- Enzimas proteolíticas —bromelina, papaína, enzimas pancreáticas o un complejo de enzimas.
- Cúrcuma.
- Quercetina.
- Extracto de té verde.
- Setas y champiñones —champiñón del sol, y las setas shiitake, maitake y reishi.

Referencias bibliográficas

Anticáncer, del doctor David Servan-Schreiber, editorial Espasa.

La curación del cáncer, métodos naturales, editorial Robinbook.

Cáncer: qué es, qué lo causa y cómo tratarlo, de José Antonio Campoy.

Geobiología, medicina del hábitat, de Raúl de la Rosa, colección Terapión.

Antídotos para la supervivencia: el programa Ams para la prevención del cáncer, de Marc Ams, ediciones Obelisco.

El crudivorismo puede salvar tu vida, de Marc Ams. Este libro, de enorme interés, es la base del higienismo.

Apoyo psicológico y autoayuda a nivel sencillo y práctico

La ley de atracción: libro y película de *The Secret (El secreto)*, www.thesecret.tv.

¿Qué demonios he venido a hacer a esta Tierra?, de Ghislaine St Pierre Lançtot.

Práctica de respiración consciente y meditación. Técnica Zen.

El Reset colectivo y *Atrévete a ser tu maestro*, ambos de Suzanne Powell.

Para intentar reducir los posibles efectos adversos del tratamiento convencional, se debe adoptar una dieta disociada y alcalinizante; hidratar con zumos naturales, frutas, alimentos crudos, jengibre fresco y seco y agua destilada (no utilizar el agua para la plancha; esta es agua desionizada, no potable); consumir setas medicinales —reishi, shiitake, maitake— y tener unos hábitos saludables; aislarse de las alteraciones telúricas; dormir y trabajar en un lugar saludable, aprender a comer para estar sano, y saber sustituir los alimentos y bebidas que más daño hacen —café, golosinas, embutidos, leche de vaca, chocolate, refrescos enlatados, etc.

Consejos

⬥ Alcalinizar el organismo. No se deben incluir alimentos dulces —como la miel, los dátiles, los plátanos, el chocolate, el yogur de frutas o azucarado, el melón, la chirimoya, los higos, etc.—. Se pueden endulzar los yogures y los tés con stevia o sirope de agave por su bajo índice glucémico.

⬥ Seguir una dieta hiposódica (baja en sal) e ingerir muchos caldos vegetales.

⬥ Para las personas que se han sometido a radioterapia, aplicar en la zona irradiada un gel de aloe vera para evitar quemaduras. El alga espirulina ayuda a reducir los efectos desagradables de la radiación.

⬥ Eliminar toxinas y cuidar el hígado con la ayuda de enemas de café.

⬥ Zen como herramienta inmediata. Ante cualquier situación, sabrás dónde poner las manos. Que un compañero zen te haga un Reset —una limpieza multidimensional—. Siempre se debe observar el tratamiento desde un nivel holístico: mente, cuerpo y espíritu.

⬥ Son aconsejables el jengibre, la cúrcuma (que desinflama), la dieta del arroz rojo —fuera del protocolo de quimioterapia—, la crema de calabaza, puerro, zanahoria, apio o nabo, el té verde y el jengibre fresco, y el zumo de limón y de aloe vera.

⬥ El tomillo —hacer gárgaras y tomarlo en infusiones.

⸭ Tener desapego al resultado. Crear el mañana desde el AHORA; lo que tengas en la mente se expande. Mantén la paz en tu mente, cuerpo y espíritu, así como en tu sistema nervioso.

Alimentos y sustancias que se deben evitar

⸭ Leche de vaca y quesos curados de vaca.

⸭ Aspartamo, sacarina, sorbitol y otros edulcorantes artificiales, con la excepción del xilitol.

⸭ Glutamato monosódico (que se encuentra sobre todo en la comida china, las salsas o sopas en sobre, las patatas con sabor a barbacoa, etc.).

⸭ Carne de cerdo en todas sus presentaciones.

⸭ Todos los embutidos por su contenido en nitritos, excepto el jamón curado de forma natural, y solo ocasionalmente.

⸭ Productos de pastelería por el exceso de azúcares, grasas, colorantes artificiales y aditivos químicos.

⸭ Edulcorantes —azúcar blanca, azúcar de caña, etc.—, a excepción del xilitol, la stevia y el sirope de agave.

⸭ Fritos de restaurantes y bares, ya que reutilizan el aceite varias veces.

⸭ Patatas fritas de bolsa.

⸭ Sal refinada.

⸭ Carnes rojas no biológicas.

⸭ Pez espada, atún, emperador y marisco, por su alto contenido en mercurio y otros metales pesados.

⸭ Alimentos cocinados y calentados en microondas.

⸭ Agua del grifo.

- Cacahuetes, porque pueden contener aflatoxinas, un moho invisible perjudicial para la salud.
- Alimentos ahumados y de barbacoa.
- Café, té negro, mate, refrescos de cola y cacao; todos ellos producen «síndrome de abstinencia» tras su abandono. Son pequeñas «drogas» que alteran el sistema nervioso.
- Bebidas gaseosas con ácido fosfórico.
- Tartrazina, colorante amarillo.

Productos que se deben evitar rotundamente

- Tabaco.
- Desodorantes, esprays para uso de higiene personal y ambientadores.
- Productos de limpieza no naturales.
- Insecticidas domésticos.
- El talco, por su contenido en aluminio.
- Cosmética no natural , que contiene plomo y colorantes artificiales.
- Perfumes industriales.
- Laca.
- Tintes industriales, gomina para el pelo y productos similares.
- Cadmio, metal pesado presente en los envases de plástico.
- Naftalina.
- Esmalte de uñas y quitaesmalte.

Campos electromagnéticos y consejos prácticos y saludables

- Alejar el despertador eléctrico y el teléfono móvil de la mesita de noche —sobre todo si se están cargando—.

- Si hay una televisión en la habitación, debe desconectarse durante las horas de sueño.

- No usar teléfonos inalámbricos.

- El aparato de wifi debe apagarse de noche.

- No usar una cama articulada o al menos desconectarla de la corriente por la noche, así como la manta eléctrica, el ordenador, etc.

- La zona de descanso debe estar lo más libre posible de cualquier tipo de interferencia de ondas y radiación.

- Ver el vídeo «Geobiología energética», de Suzanne Powell, en Internet.

- En el libro de Raúl de la Rosa *Geobiología, medicina del hábitat,* publiqué los resultados de unos interesantes experimentos que realicé con niños de entre ocho y once años.

- Si no puedes eliminar la influencia de los campos electromagnéticos de tus vecinos, contempla la posibilidad de adquirir el cubrecolchón aislante de «La Cama Azul» en Internet (www.lacamaazul.es).

Charlas

«Consejos prácticos anticáncer». http://www.guiator.com/articulos/suzanne-powell-nos-habla-de-consejos-anticancer.

«El cáncer y el amor incondicional». http://www.guiator.com/sin-categoria/suzanne-powell-nos-habla-de-cancer-y-amor-incondicional.

Otros enlaces a charlas y textos

«Charla práctica sobre alimentación consciente en las jornadas CCC Madrid otoño 2012». http://www.youtube.com/watch?feature=player_detailpage&v=FA6FBNp5hwQ.

«Charla sobre Alimentación Consciente en el Congreso de Barcelona». http://vimeo.com/23646703.

«Alimentación consciente», Barcelona, febrero de 2011. http://www.suzannepowell.es/2011/02/04/suzanne-powell-alimentacion-consciente.

«La dieta disociada en general», Madrid, enero de 2013. http://suzannepowell.blogspot.com.es/2013/02/suzanne-powell-charla-sobre-la-dieta.html.

«Dieta disociada con lista de los alimentos polo positivo/polo negativo (yin yang)». http://suzannepowell.blogspot.com.es/2011/05/alimentacion-consciente-suzanne-powell.html.

«Preguntas y respuestas sobre alimentación», Madrid, febrero de 2013. http://www.guiator.com/articulos/suzanne-powell-preguntas-y-respuestas-sobre-alimentacion.

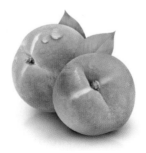

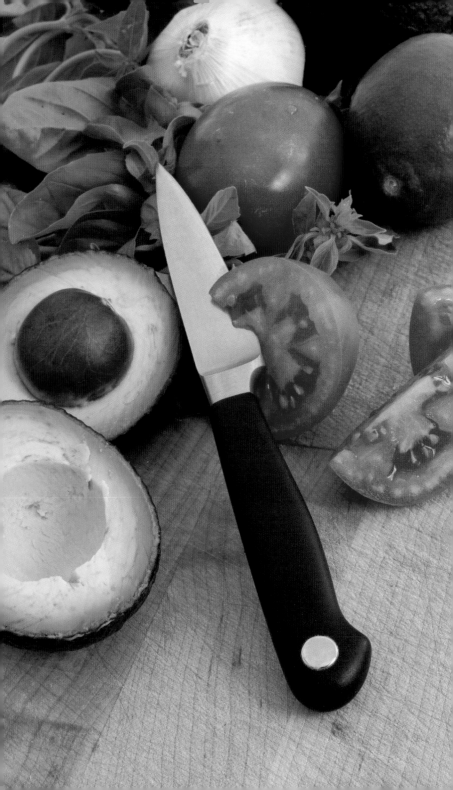

6

LA CANDIDIASIS

La candidiasis es una infección producida por una levadura, cuya versión más común es la *Candida albicans*. La *Candida albicans* reside en el tracto digestivo y cuando su número aumenta en proporción a las bacterias intestinales beneficiosas, puede causar graves problemas de salud.

Frecuentemente se produce una candidiasis como consecuencia de haber tomado antibióticos, corticoides o la píldora anticonceptiva, o bien por haber recibido un tratamiento de quimioterapia. Los síntomas más comunes se muestran como trastornos digestivos y picores en el ano y en la vagina. Suele presentarse hinchazón abdominal, gases y diarrea o estreñimiento.

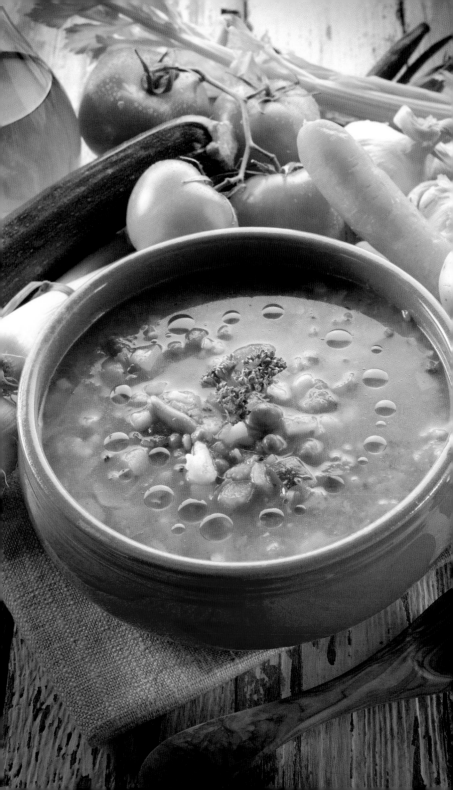

Las cándidas se alimentan de los azúcares y ciertos fermentos; por ese motivo es recomendable eliminar las siguientes sustancias de la dieta cuando se quieren mantener a raya:

- Azúcares. Todo tipo de azúcar —incluidas las frutas dulces y desecadas, a excepción de la manzana verde, el limón, la lima y el pomelo—, ya que el azúcar alimenta a las cándidas y a la vez tiene un efecto nocivo para el sistema inmunológico.
- Cereales refinados.
- Levaduras, como las presentes en el pan.
- Fermentos —como el vinagre— y los encurtidos, el alcohol, la salsa de soja/tamari y el tempeh.
- Hongos, champiñones, setas, quesos con moho y cacahuetes.
- Productos lácteos provenientes de la leche de vaca, a excepción de yogures naturales sin azúcar.
- Carnes, por el uso de antibióticos en su crianza.

Además es conveniente limpiar los intestinos y restaurar la flora intestinal. Las malas digestiones producen toxinas, y debemos evitarlas. Muchas bacterias perjudiciales proliferan en los alimentos mal digeridos o no digeridos, especialmente proteínas, si no son neutralizadas por el hígado, produciendo así los síntomas típicos de la candidiasis, dolores de cabeza o problemas de piel.

Cuando la *Candida albicans* muere, crea toxinas dentro del sistema digestivo. El hígado es el encargado de neutralizarlas, pero si se encuentra debilitado y hay mucha cantidad de toxinas, puedes llegar a sentirte mal, aunque estés inmerso en un proceso curativo. Si los intestinos permanecen limpios, habrá menos trabajo para todo el sistema.

Dieta para combatir la Candidiasis

Desayuno

- Zumo de limón con agua y stevia para endulzar.
- Después de media hora, dos cucharadas soperas de copos finos de avena con stevia en polvo, yogur de cabra y una manzana. Se pueden remojar los copos previamente en el yogur o en un poco de agua caliente.

A media mañana

- Tortitas de arroz con tahín y un té verde.

Comida

- Ensalada abundante de hortalizas aliñada con aceite de oliva y ajo fresco picado.
- Verduras de la temporada.
- Arroz rojo, legumbres, patata, croquetas de mijo, quinoa o sopa de verduras (con algún cereal, legumbre o patata).
- De postre, manzana o yogur sin endulzar y un té yogi.

Cena

- Sopa de verduras y tomate o caldo de verduras. Añadir ajo fresco.
- Ensalada abundante de hortalizas, aliñada con aceite de oliva y ajo fresco picado. No añadir vinagre.

- Escoger una sola proteína: huevos (ni fritos ni crudos), doce almendras, seis nueces sin tostar, guisantes con menta, pescado (lenguado o merluza) sin sal y al vapor o cocido (no frito), carne de pollo o cordero (mejor de granja y biológico).
- Vegetales de hoja verde al vapor. Si no tomas sopa, una opción es una tortilla de espinacas.

Come el doble de alimentos crudos que de cocinados. Si no tienes mucha hambre, solo crudos. Las salsas permitidas son aquellas en las que se emplean tomate maduro, tahín (pasta de sésamo crudo molido), humus (pasta de garbanzos), aceite de oliva y paté de aceitunas. ¡Échale un poco de imaginación!

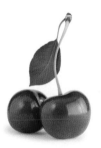

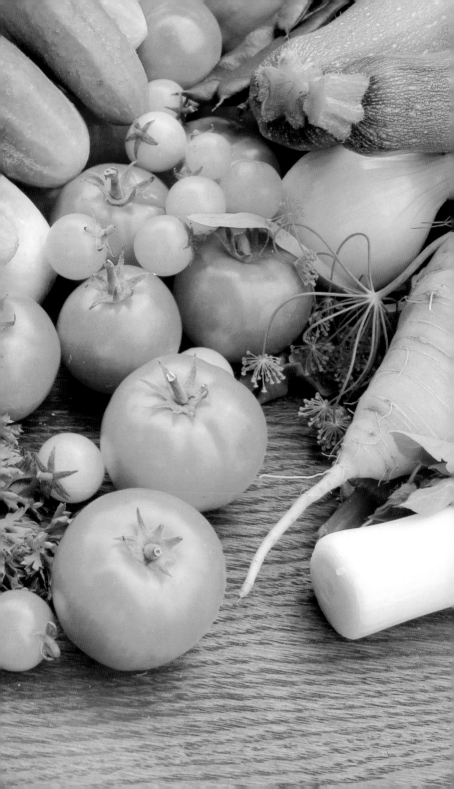

7

LAS ALERGIAS

Las alergias pueden ser alimenticias, ambientales o químicas. Se trata de una sensibilidad anormal a una sustancia que provoca algún tipo de reacción en el sistema inmunológico. La reacción puede ser leve o violenta, dependiendo de la sustancia y del individuo. Existen múltiples síntomas diferentes pero también una serie de motivos por los cuales cada persona reacciona a una determinada sustancia.

Los síntomas más comunes son dolor de cabeza, urticaria e irritación, inflamación, problemas digestivos, hinchazón abdominal, gases, diarrea, depresión, fatiga, asma, estornudos, síntomas de catarro y mareos.

Los alérgenos más comunes son los productos lácteos, el trigo (gluten), el maíz, los huevos, los cacahuetes, los cítricos, la levadura, el chocolate, las fresas, la soja y los mariscos.

No es fácil determinar cuál es el alimento culpable. Lo normal es emplear el método de eliminación y reintroducción hasta descubrir así el alimento al que eres alérgico. Por regla general el sistema inmunológico se halla debilitado y son los alimentos que se consumen con más frecuencia, como los lácteos y los cereales, los que dan más problemas. Los aditivos y los conservantes (por ejemplo la tartrazina y el dióxido de azufre), pueden dar problemas de comportamiento en niños y provocar reacciones asmáticas. En general, cuando una persona padece fiebre del heno, conviene reducir los lácteos, ya que producen mucosidad.

Es imprescindible reforzar el sistema inmunológico y el sistema nervioso central. Para ello se debe:

- Evitar el azúcar, el café, el tabaco, el alcohol y la carne roja en exceso.
- Tomar antioxidantes, ya que tienen un efecto antiinflamatorio y neutralizan los radicales libres.
- Evitar el estrés.
- Seguir una dieta disociada para mejorar la digestión y evitar proteínas no digeridas.
- Equilibrar las bacterias intestinales. Los productos lácteos son difíciles de digerir; en cambio, los acidófilos juegan un papel importante en la producción de la lactasa, evitando la proliferación de bacterias perjudiciales. Por tanto, los yogures «vivos» sí se pueden tomar.
- Consumir fibra hidrosoluble, ya que su eliminación es rápida y limpia los intestinos de posibles irritantes que causan alergias y de alimentos que no han sido totalmente digeridos.
- Suprimir la reacción inflamatoria con nutrientes e inhibir así la producción de histamina y leucotrienos

(ácidos grasos que producen inflamación). Dichos nutrientes pueden ser:

- La vitamina C con bioflavonoides. Inhibe la constricción bronquial, baja los niveles de histamina, reduce los ataques alérgicos en el tracto respiratorio, fortalece el sistema inmunológico debilitado por las alergias crónicas, repara el colágeno y previene los daños en los tejidos.
- Los antihistamínicos naturales, como las antocianidinas. Inhiben la producción de histamina y leucotrienos, son antioxidantes, aumentan la velocidad de producción del colágeno, y presentan una excelente actividad biológica, sobre todo en reacciones alérgicas e inflamaciones.
- El betacaroteno. Protege de los daños —es uno de los antioxidantes que más protegen a las células—, reduce la producción de leucotrienos, previene las alergias respiratorias, protege y aumenta la función del sistema inmunológico y tiene efectos beneficiosos sobre el timo —esta glándula se encoge con la edad debido a los radicales libres; los carotenos concentrados en ella pueden prevenir esta reducción de su tamaño, y de ese modo las funciones inmunológicas mediadas por el timo se verán mejoradas.

LOS ANTIOXIDANTES

Los antioxidantes ayudan al cuerpo neutralizando los efectos de agentes dañinos como los radicales libres, que pueden dañar al tejido conjuntivo o inhibir su reparación, así como desencadenar reacciones inflamatorias en los tejidos corporales. Además de combatir los radicales libres, muchos de los nutrientes antioxidantes mejoran el funcionamiento digestivo e intestinal. Por ejemplo:

- La vitamina A es necesaria para la salud de las membranas mucosas, incluido el tracto intestinal, y beneficia al tracto digestivo.
- La vitamina C es precisa para fabricar colágeno, el principal componente del tejido conjuntivo. Es además ligeramente antiinflamatoria.
- La vitamina E es también ligeramente antiinflamatoria y desempeña un papel vital en la reparación de los tejidos dañados.
- El betacaroteno puede convertirse en el cuerpo en vitamina A, por lo que es fundamental en la salud de las mucosas.
- El selenio trabaja complementando a la vitamina E y comparte muchas de sus funciones. También ayuda al cuerpo a desintoxicarse.
- La l-cisteína aumenta la capacidad del hígado para neutralizar agentes dañinos y es importante para la reparación del tejido conjuntivo.

Estos mismos nutrientes son de extrema importancia para la prevención del cáncer y el envejecimiento. Los seres humanos vivimos más años que los animales porque tenemos una mayor cantidad de antioxidantes en nuestras células.

8

LA SALUD EN LOS HOMBRES

Casi un 60% de los hombres de entre cuarenta y sesenta años tiene la próstata aumentada de tamaño (hiperplasia benigna de la próstata o HBP). Se caracteriza por una mayor frecuencia en la necesidad de orinar y una menor fuerza en el momento de expulsar la orina.

EL ZINC AL RESCATE

La dieta juega un papel importantísimo en el desarrollo de la HBP, y se ha podido comprobar científicamente que las personas afectadas sufren una destacada deficiencia del oligoelemento zinc. La prevención y reducción de los síntomas se asocia con un aumento en la ingesta de este micronutriente por incorporar en la dieta alimentos ricos en él.

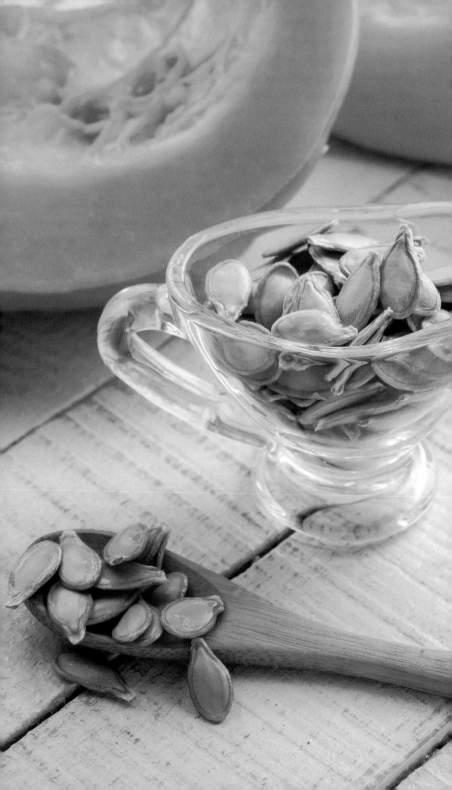

Los alimentos con alto contenido en zinc son los frutos secos y las semillas oleaginosas, que además son fuentes excelentes de ácidos grasos esenciales que pueden mejorar significativamente el funcionamiento del tracto urinario.

CONSEJOS BÁSICOS

Un remedio antiguo consiste en comer un puñado de semillas de calabaza al día, unas cuarenta —excelente consejo por su alto contenido en zinc y ácidos grasos—. También se puede tomar aceite de linaza, mejor en cápsulas, ya que se oxida con gran facilidad en presencia de oxígeno. Este aceite posee un buen equilibrio entre las grasas omega 3 y omega 6, por lo que previene la inflamación y nutre los tejidos de la próstata.

¡QUÉ NO SE OXIDE TU COLESTEROL!

Los subproductos del metabolismo del colesterol se acumulan en la próstata afectada por HBP e inician la degeneración de las células de la próstata, que a su vez promueve la hiperplasia (exagerado aumento del número de células específicas). Es conveniente por lo tanto hacer todo lo posible para controlar los niveles de colesterol.

Una vez más, los omegas, en especial el omega, 3 juegan un papel muy importante en la salud de los hombres. Siempre y cuando el colesterol no se oxide, no constituirá un peligro para la salud. Por ese motivo, los antioxidantes desempeñan un papel fundamental en la dieta.

PESTICIDAS Y CONTAMINANTES, ENEMIGOS DE LA PRÓSTATA

Para reducir el riesgo de padecer HBP, la dieta debería estar lo más libre posible de pesticidas y contaminantes, ya que muchas de estas sustancias (dioxina, BPH, HCB y DBF) pueden conducir a la hiperplasia. El cadmio de los envases de plástico y el plomo de algunas tuberías de agua son causa de esterilidad en los hombres, y las hormonas sintéticas usadas para engordar a los animales antes de la matanza producen cambios en la próstata de ratas, similares a los ocasionados en hombres con HBP (¡no es mi intención comparar a los hombres ni a sus próstatas con las ratas!).

PROTÉGETE

En la vida moderna no es siempre posible comer solo productos biológicos, pero al menos una dieta rica en alimentos naturales e integrales puede favorecer una buena protección por la presencia de antioxidantes, fibra, clorofila (pigmento verde presente en las hojas verdes) y azufre. Los flavonoides (cítricos), los carotenos (en hojas verdes y alimentos de color amarillo y naranja) y las vitaminas A, C y E, junto con los oligoelementos zinc y selenio, destacan por ser grandes antioxidantes.

La clorofila, al ser liposoluble, puede ayudar a eliminar sustancias tóxicas (pesticidas y contaminantes) y metales pesados, especialmente el plomo y el cadmio, que suelen almacenarse en las grasas corporales y en los tejidos de la próstata. El azufre, presente en los vegetales crucíferos (col, coles de bruselas, brécol, coliflor —que precisamente huelen a azufre—), tiene la capacidad de eliminar sustancias tóxicas del cuerpo.

Si no puedes seguir una dieta tan saludable, procura siempre tomar los omega 3 y 6 junto con el zinc. No deben faltar jamás para nutrir la próstata; no obstante, en la medicina ortomolecular (*orto* significa «huerto») la hierba que más destaca a la hora de afrontar cualquier desarreglo de la próstata es el sabal serrulata o saw palmetto.

BENDITA PLANTA SABAL

Los indios americanos usaban sabal en el tratamiento de los trastornos genito-urinarios y como tónico general. Se les daba a los hombres para aumentar la función de los testículos y aliviar la irritación de las mucosas, especialmente las membranas del tracto genito-urinario y la próstata. También se administraba a mujeres con desarreglos en las glándulas mamarias, y en su uso prolongado se observaba ¡un aumento del tamaño del pecho! También lo utilizaban como afrodisíaco, aunque ese dato no ha sido comprobado científicamente.

Numerosos estudios demuestran su eficacia en un 90% de los afectados de HBP en un período de entre cuatro y seis semanas. Lo bueno de esta planta encapsulada es que carece de toxicidad y es completamente segura.

TOMA TOMATE

El tomate contiene elevadas cantidades del caroteno antioxidante licopeno, que se acumula en la próstata. Por supuesto, cuanto más concentrado sea el tomate en forma de salsa, más elevados serán sus niveles de licopeno, un complemento muy reconocido hoy en día para la salud de la próstata. Para hacer cierto el dicho «más vale prevenir que curar», a fin de asegurar una buena protección, se tendrían que tomar diez raciones de tomate a la semana.

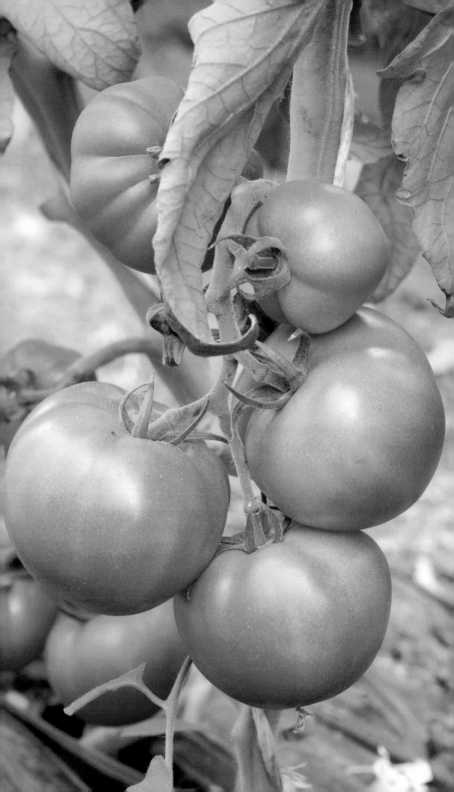

EL HOMBRE 10

El hombre medio presenta una deficiencia en ocho de trece micronutrientes, lo que los conduce a bajos niveles energéticos, infertilidad, defensas bajas, alteración del sistema nervioso y malestar físico y mental. La manera de cubrir las necesidades de forma fácil y práctica consiste en incorporar en los hábitos diarios la toma de un multinutriente de alta potencia.

¡Conviértete en el hombre 10 y deja de ser un hombre medio! Cuida tu salud en general, alimentándote bien y practicando ejercicio regularmente; de esa manera podrás lucir tu masculinidad con orgullo, siendo un buen ejemplo para todos tus amigos.

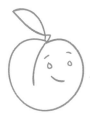

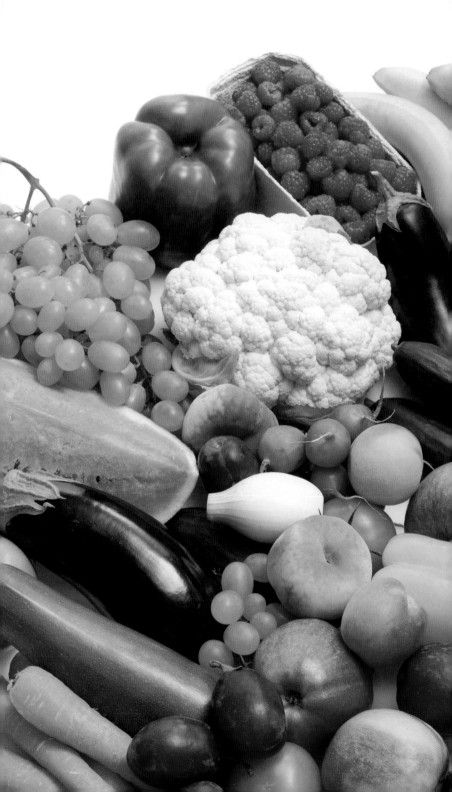

9

EL EMBARAZO

¿CÓMO TENER UN EMBARAZO SANO?

Es necesario que duermas adecuadamente durante la noche y que te eches la siesta. Descansa mentalmente, evita el estrés y sé positiva. Hacer ejercicio suave, caminar, practicar yoga o natación, es la clave para encontrarse bien, y sobre todo, ¡cuidar la alimentación!

Con respecto a la dieta, debes tener en cuenta lo siguiente:

- Ha de ser variada y equilibrada. Son esenciales las frutas de la estación, los vegetales frescos, los cereales integrales, las legumbres y el pescado.
- Limita el consumo de azúcares refinados, de comidas envasadas y de grasas saturadas.

- Se deben consumir preferiblemente vegetales y carnes de cultivo biológico.
- Si la futura madre tiene intolerancia a la lactosa, evitar el consumo de lácteos y sustituirlos por frutos secos, tofu, leche de arroz, avena y productos procedentes de la leche de cabra. Las algas, los vegetales verdes y las semillas de girasol, sésamo y calabaza son fuentes alternativas de calcio.
- Las vegetarianas deberían tomar vitamina B_{12} si no consumen ningún producto animal, ni lácteos y ni huevos.
- Es preferible comer al día cinco o seis veces, en pequeñas cantidades.
- Un aumento de peso, si estás comiendo adecuadamente y haciendo ejercicio, es perfectamente aceptable y apropiado.
- Una mujer embarazada necesita entre setenta y cien gramos de proteínas al día para evitar la preeclampsia. Un aumento de proteínas debe ir acompañado de un incremento de calorías a fin de evitar que se usen las proteínas para producir energía, ya que son necesarias para la sangre, la placenta y el útero en expansión.
- Se debe utilizar la sal en los alimentos únicamente para satisfacer el gusto, sin sobrepasarse.
- El consumo de leche de vaca puede provocar alergias en el bebé.
- Es de suma importancia evitar la cafeína, la nicotina, el alcohol, las drogas, los medicamentos como la aspirina y la tetraciclina, el litio, los pesticidas, los metales pesados, los rayos X, el mirtilo, el sello de oro, las bayas de enebro, la salvia y el regaliz.

NIÑOS SANOS, PADRES FELICES

¡Cuánto sufrimos por nuestros hijos cuando se ponen enfermos, cuántas noches sin dormir, cuántas visitas al pediatra con el corazón en un puño, cuántos miedos a equivocarnos! ¿Quién dice que es divertido criar a un hijo? Pero aun así, seguimos diciendo: «¡Todo vale la pena cuando te sonríe de esa manera!».

En muchas ocasiones, la raíz de los problemas más comunes se hallan en la alimentación —o más bien en los aditivos artificiales—. Los trastornos más frecuentes son mucosidad constante, bronquitis, resfriados continuos, otitis, asma, irritabilidad, hiperactividad, infección de orina, estreñimiento, diarrea, rechazo a la comida, etc. Los errores más comunes que se cometen son los siguientes:

LA INSISTENCIA EN TOMAR LÁCTEOS ANIMALES: Se trata de uno de los productos que más reacciones alérgicas causan en todas las edades. Cuando vemos que un niño produce mucha mucosidad, sufre diarreas frecuentes, es propenso al vómito o padece asma, en la mayoría de los casos es señal de una reacción alérgica o una intolerancia a los lácteos.

Cuando se suprime la leche de vaca, todos los síntomas suelen desaparecer como por arte de magia. Existen leches vegetales adaptadas para los más pequeños, como la leche de soja de fórmula infantil. También se pueden preparar o comprar leches vegetales de todo tipo y para todas las edades en las tiendas de alimentación dietética, e incluso de cultivo biológico para los más sensibles a ciertos químicos.

LA SOBREALIMENTACIÓN: Un niño obeso será un adulto enfermo. Se debe seguir un horario de comidas y evitar picar entre horas. Por su parte, un niño enfermo no tiene hambre, y forzarle a comer solo empeorará su estado. La fiebre pide únicamente líquidos; al tratarse de una reacción de autodefensa —al elevar la temperatura, las defensas se ponen en marcha, el cuerpo lucha contra la raíz del problema y ciertos microorganismos mueren—, si aportamos alimentos sólidos se requerirá un sobreesfuerzo del aparato digestivo, se elevará todavía más la temperatura y la digestión será deficiente, con todas sus consecuencias (diarrea o estreñimiento, flatulencias, vómitos, etc.).

Lo más adecuado es tomar zumos naturales de manzana o pera e infusiones poco cargadas de manzanilla o menta. El niño pedirá comida cuando su aparato digestivo vuelva a estar en condiciones para digerir adecuadamente.

LAS GOLOSINAS: ¡Es tan común ver a los niños jugando en el parque y a la vez comiendo una gran bolsa de patatas fritas o caramelos multicolores! Y después sus padres pretenden que vayan a comer a casa sin peleas y sin malos humores a la hora de sentarse frente a un plato de verduras.

Los dulces eliminan el hambre y crean nerviosismo, un bajón de azúcar en sangre y mal humor, apatía o somnolencia. Además, están cargados de colorantes artificiales que producen irritabilidad e hiperactividad, como el colorante amarillo —la tartrazina, una sustancia que provoca asma en las personas más sensibles a ella; se puede encontrar en cualquier postre tipo natillas o flan, en los caramelos amarillos, en los pasteles y en los alimentos procesados, sean dulces o salados–. Las bolsas de patatas también tienen sus inconvenientes si son de sabores, dado que llevan potenciadores de sabor artificiales, entre los cuales uno de los peores es el glutamato monosódico, que provoca síntomas de gastroenteritis, dolor de cabeza, náuseas, flatulencias e hinchazón abdominal, ¡todo un cuadro del síndrome del restaurante chino! La misma sustancia se encuentra en todos esos alimentos preparados que tienen ese sabor tan característico y sabroso: sopas de sobre, pastillas para el caldo, comida envasada lista para comer, comida china, algunas pizzas, salsas envasadas, *snacks* de bolsa y todo tipo de patatas fritas de sabores que tanto gustan a los niños. Si los padres deciden darles a sus hijos ese tipo de *snacks,* es preferible que sean solo patatas fritas sin sal, como capricho puntual –no a diario–. Es conveniente evitar los caramelos de color amarillo o rojo o con sabor a fresa, pues estos contienen los aditivos más problemáticos para los niños y los adultos sensibles a ellos.

REFRESCOS ENLATADOS DE COLA: Este tipo de bebidas llevan cafeína, excitan, sobreestimulan el sistema nervioso, causan caries, llevan colorantes, crean trastornos digestivos, son adictivos, quitan el hambre, descalcifican y pueden causar dolor de cabeza. Incluso las bebidas *light* sin azúcar son perjudiciales porque los edulcorantes artificiales producen serios trastornos y pueden causar enfermedades autoinmunes como el lupus, que está relacionado con el aspartamo. El sorbitol, otro edulcorante común, también puede producir un efecto laxante no deseado. Lo mejor es ofrecer zumos naturales recién exprimidos o zumos dietéticos sin azúcar añadido.

Consejos prácticos a la hora de alimentar a tus hijos

- No dar postres, salvo una manzana o una pera.
- No dar de comer entre horas, no picotear.
- Consumir fruta, ensalada y verduras todos los días como hábito.
- No premiar con dulces en la mesa. La obligación del niño es comer.
- Si no tiene hambre, ofréceles solo fruta o zumos para refrescar el intestino.
- Ser un buen ejemplo para ellos. ¡Somos sus modelos preferidos!

Una ayuda nutricional

Se debe suplementar la dieta con vitamina C, acidófilus y bífidus, FOS (fructo-oligosacáridos) –como prebiótico y edulcorante natural en polvo, con un rico sabor natural a algodón dulce, es también un gran regulador intestinal en casos de estreñimiento persistente o puntual–. Para cualquier complemento nutricional, sobre todo para niños, es conveniente consultar primero con un profesional.

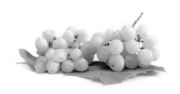

10

TRASTORNOS ASOCIADOS CON UNA DEFICIENCIA DE NUTRIENTES

ÁCIDO FÓLICO: su deficiencia afecta a todas las células –especialmente las que se dividen con más rapidez–, los glóbulos rojos, el tracto gastrointestinal y el tracto genital. Es causa de un pobre crecimiento, diarrea, anemia, gingivitis y una prueba «PAPANICOLAU» anormal en mujeres.

BIOTINA: su escasez ocasiona una piel seca y escamosa, náuseas, anorexia y seborrea. En bebés de menos de seis meses, dermatitis seborreica en la cabeza y alopecia (debido a la ausencia de una buena flora intestinal, responsable de la producción de biotina).

BORO: osteoporosis y artritis.

CALCIO: deformación de los huesos, osteomalacia, espasmos musculares, calambres en las piernas, hipertensión y osteoporosis.

COBRE: unos niveles bajos llevan a tener colesterol alto, aterosclerosis, anemia, fatiga, mala curación de las heridas y pobre funcionamiento inmunológico. El exceso de zinc conduce a deficiencia de cobre. Un exceso de cobre (debido a tuberías de cobre para el suministro de agua potable) puede conducir a la esquizofrenia, al síndrome premenstrual, a la ansiedad o a dificultad en el aprendizaje. En la naturaleza, los alimentos ricos en cobre son también ricos en zinc, por ejemplo los frutos secos.

CROMO: colesterol alto, diabetes, triglicéridos altos, aumento de peso y cansancio.

FÓSFORO: poca posibilidad de deficiencia de este nutriente.

HIERRO: una pobre absorción de hierro se debe a menudo a una deficiencia de ácido clorhídrico en el estómago, muy común en la gente mayor o en aquellos que toman antiácidos. Provoca anemia, exceso de pérdida menstrual, mal funcionamiento inmunológico, dificultades en el aprendizaje, bajos niveles energéticos y bajo rendimiento físico.

MAGNESIO: su falta aumenta la posibilidad de padecer enfermedades cardíacas, hipertensión, cálculos renales, cáncer, insomnio, síndrome premenstrual y calambres menstruales.

MANGANESO: su escasez conduce a la epilepsia. Las personas que padecen esguinces, inflamaciones, enfermedades inflamatorias crónicas, artritis reumatoide, etc., necesitan niveles más elevados de manganeso.

POTASIO: confusión mental, irritabilidad, desarreglos cardíacos, problemas con el sistema nervioso y contracción muscular. Su deficiencia es causada por una dieta que no incluye fruta fresca ni vegetales y a la vez rica en sodio. El uso de diuréticos, laxantes, aspirina y otros fármacos puede también conducir a una deficiencia de potasio.

SELENIO: mayor riesgo de padecer cáncer, enfermedades cardiovasculares, enfermedades inflamatorias, envejecimiento prematuro y cataratas. El selenio previene los daños producidos por los radicales libres.

SÍLICE: osteoporosis.

VITAMINA A: pobre visión nocturna, ojos inflamados e infectados, trastornos en la piel y una baja inmunidad.

VITAMINA B$_1$: fatiga, depresión, hormigueo, estreñimiento, beriberi, confusión mental, desgaste muscular, retención de líquidos, hipertensión, trastornos cardíacos y dificultad para andar.

VITAMINA B$_{12}$: mal funcionamiento de los nervios, hormigueo, quemazón o falta de tacto en los pies, disfunción cognitiva en personas mayores que imita los síntomas del Alzhéimer: depresión o confusión mental; anemia; lengua lisa, hinchada y roja; diarrea.

VITAMINA B$_2$: labios y comisuras de la boca agrietados, lengua inflamada, fotosensibilidad, cataratas, picor de ojos, labios, boca y lengua, y desarreglos de las mucosas.

VITAMINA B$_3$: pelagra, dermatitis, diarrea y demencia.

VITAMINA B$_5$: una deficiencia de esta vitamina es poco común, ya que se encuentra prácticamente «en todos los sitios».

VITAMINA B$_6$: depresión, convulsiones (especialmente en niños), intolerancia a la glucosa, mal funcionamiento de los nervios, asma, síndrome premenstrual, síndrome del túnel carpiano, cálculos renales, mareos y vómitos matinales (en las embarazadas).

Vitamina C: escorbuto, encías sangrantes, mala curación de las heridas, tendencia a sufrir hematomas e infecciones, histeria, depresión, alergias, cataratas, colesterol alto, hipertensión, diabetes y hepatitis. Los flavonoides y carotenoides aumentan la actividad de esta vitamina.

Vitamina D: osteomalacia y osteoporosis.

Vitamina E: acné, anemia, cálculos biliares, distrofia muscular, Parkinson y Alzhéimer.

Vitamina K: pobre mineralización de los huesos debido a niveles inadecuados de osteocalcín, osteoporosis.

Zinc: mayor susceptibilidad a infecciones, mala curación de heridas, disminución del sentido del gusto y del olfato, trastornos de la piel, pobre visión nocturna, hiperplasia de próstata, infertilidad masculina, acné, anorexia y bulimia.

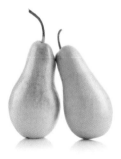

11

LISTA DE COMPRAS
EN HERBOLARIO

PRODUCTOS IMPRESCINDIBLES EN TU DESPENSA

Los siguientes artículos nunca deben faltar en tu hogar si deseas alimentarte de forma sana y equilibrada:

- Aceite de oliva de primera presión en frío.
- Cereales integrales: pasta, copos, pan, cereales para germinar, arroz, cuscús, bulgur, mijo, quinoa y muesli sin azúcar.
- Edulcorantes: miel, melaza de caña, sirope de manzana, mermeladas sin azúcar, melaza de arroz u otros cereales y concentrado de frutas.
- Frutos secos: crudos, sin tostar, sin sal, mejor los que tienen cáscara.

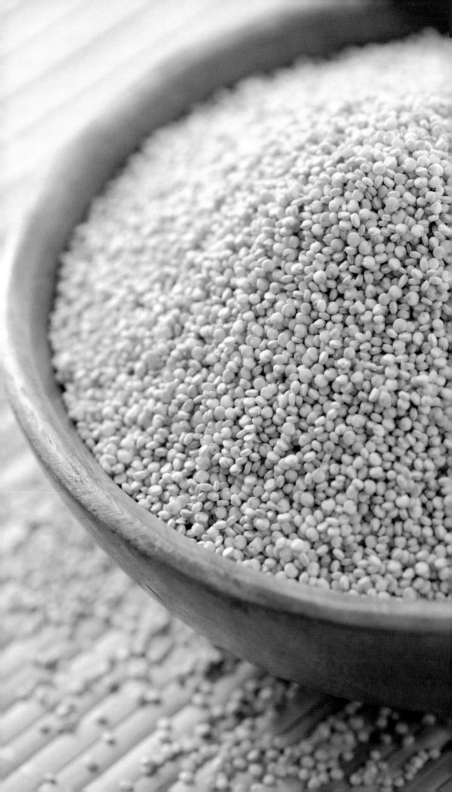

- Fruta desecada, sin dióxido de azufre.

- Leche: de arroz, de soja, de avena, de sésamo, de almendra o de kamut. Sin azúcar añadido.

- Tahín —mantequilla de sésamo para untar o mezclar con salsas y sopas.

- Tofu —queso de soja—, fuente alcalina de proteína, muy digestiva, que reduce el colesterol y es rico en calcio.

- Vinagre de sidra sin pasteurizar, rico en potasio y enzimas. Buscar vinagre con «madre en suspensión», que indica que no ha sido procesado. El vinagre blanco procede del alquitrán mineral y los demás son demasiado ácidos.

- Mantequilla. Usar poca cantidad y evitar el uso de margarina —una grasa hidrogenada que provoca una peligrosa acumulación de radicales libres que aumenta el riesgo de contraer cáncer—. El aguacate es la mantequilla más saludable.

- Especias: cúrcuma, curry, comino, jengibre, cayena, azafrán, etc.

- Hierbas: menta, hierbabuena, María Luisa (cedrón o hierba Luisa), anís, manzanilla, salvia, tomillo, melisa, regaliz, etc.

- Germinados, ya preparados o semillas para germinar en casa: trigo, alfalfa, semillas de girasol, fenogreco, etc. Los germinados son muy enzimáticos y ricos en vitaminas y minerales, además de ser digestivos. Es conveniente germinar las legumbres para facilitar su digestión y acortar el tiempo de cocción. Son especialmente ricas las lentejas germinadas y cocidas al vapor.

- Pan: integral, de trigo, kamut, de centeno o de cereales mezclados. El pan dextrinado es el más fácil de digerir y es compatible con la fruta. El de trigo germinado es dulce y no contiene levadura ni sal, es muy fácil de digerir y delicioso de comer. El pan integral biológico contiene levadura madre y siempre sienta mucho mejor; su sabor y su consistencia son inmejorables.
- Pasta integral.
- Yogures: de cabra, vaca y oveja. Mejor si son de elaboración artesanal y biológica, ya que garantizan una mejor cantidad de bacterias beneficiosas (acidófilus, bífidus, etc.).
- Lecitina de soja y levadura de cerveza, excelentes para aliñar ensaladas o mezclar con zumos. Guardar en la nevera para evitar su oxidación.

PRODUCTOS QUE DEBERÍAS DESCUBRIR EN EL HERBOLARIO

- Salsa de tomate natural envasado.
- Aceitunas picadas con hierbas y aceite de oliva (garum).
- Patés varios de tofu.
- Seitán, con apariencia de carne, ideal para hacer pinchos o estofados. Es la proteína del trigo.
- Pizzas vegetales con base de harina integral.
- Bases para pizzas de harina integral.
- Platos preparados como lasaña vegetal, rollos de primavera, tartas de vegetales o croquetas de arroz, mijo o verduras.
- Condimentos naturales a base de soja, algas y sal marina, mayonesa de huevo, ketchup sin azúcar y salsas naturales y sanas.

♦ Galletas integrales, tortitas de arroz hinchado (dulces o saladas), biscotes integrales y nachos de maíz, todos para untar, para llevar de viaje, para picar o por simple capricho.

♦ Algarroba, envasada como «crema de untar», en polvo para mezclar con bebidas o leche, o en tabletas como sustituto del chocolate. ¡Es un alimento sano pero sigue siendo elevado en calorías, como el chocolate!

♦ Cubitos para caldo sin glutamato monosódico, de cultivo biológico y bajos en sodio. Excelentes para hacer consomé o para alegrar un plato de cereales.

¡Y a disfrutar!

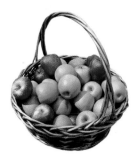

AGRADECIMIENTOS

Gracias a mi querida Cristina por todo su tiempo y dedicación, ya que tan generosamente se ha ofrecido para recopilar los textos ya publicados, editar la transcripción de la conferencia y dar forma a todos los datos. Es una gran amiga y excelente alumna, fiel a esta filosofía de vida y alimentación consciente.

Doy infinitas gracias a Marc Ams, naturópata, autor y amigo, por toda su ayuda y apoyo en mi camino hacia la salud desde mis primeros años en España. Seguimos en contacto y con un gran aprecio mutuo. Le estaré eternamente agradecida por todo lo aprendido y compartido de forma totalmente altruista.

Gracias a mi amigo, médico y sanador Paco Barnosell por escribir el prólogo a este libro. Compartimos conocimientos y la ilusión de crear una nueva medicina basada en el ser humano completo, una medicina holística y natural.

Que tu medicina sea tu alimento
y tu alimento sea tu medicina.

HIPÓCRATES

ÍNDICE